丛书编委会

主编单位：广东省医疗器械质量监督检验所

主　　编：刘国光

副 主 编：富　强　　陈宇恩　　陈嘉晔　　何晓帆　　李伟松
　　　　　　黄鸿新　　陈高远　　苏团平　　黄珊梅

编　　委：吴晓芸　　冯丹茜　　伍倚明　　桑　晔　　涂　荣
　　　　　　张　扬　　徐　涛　　林　涛　　刘智伟　　韩　聪
　　　　　　范雅文　　柯　军　　袁　秦　　胡昌明　　黄敏菊
　　　　　　樊　翔　　陈　能　　杨立峰　　张文忠　　张　晨
　　　　　　王一叶　　吴静标　　雷秀峰　　谢新艺

医疗器械标准丛书

丛书主编：刘国光

医用体外循环设备标准解读 II

Interpretation of Extracorporeal
Circuit Equipment Standards II

主 编 ◎ 何晓帆

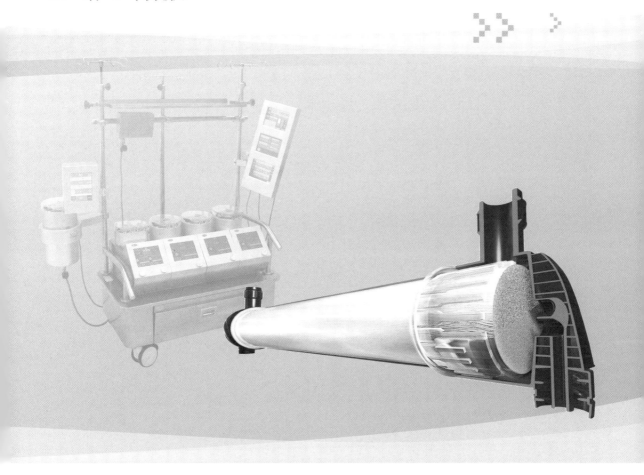

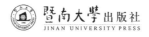

暨南大学出版社
JINAN UNIVERSITY PRESS

中国·广州

本书编委会

主　编：何晓帆

副主编：陈嘉晔　柯　军　黄敏菊

编　委：吴静标　涂　荣　胡相华　宋盟春　吴少海

　　　　叶晓燕　李　诗　罗洁伟　梁泽鑫　许朝生

　　　　徐苏华　蓝建华　梁超红　蔡海青

目　录

第四部分　血液透析及相关治疗

YY 0054—2010 解读 …………………………………………………… 002

GB 9706.2—2003 解读 ……………………………………………… 010

GB 9706.39—2008、YY 1274—2016、YY 1493—2016 解读 …………… 017

YY 0645—2018 解读 …………………………………………………… 035

YY 0793.1—2010 解读 ………………………………………………… 044

YY 0053—2016 解读 …………………………………………………… 058

YY 0267—2016 解读 …………………………………………………… 073

YY 0598—2015 解读 …………………………………………………… 091

YY 0572—2015 解读 …………………………………………………… 108

YY 1272—2016 解读 …………………………………………………… 117

YY/T 1773—2021 解读 ………………………………………………… 122

YY/T 1730—2020 解读 ………………………………………………… 136

YY/T 1269—2015 解读 ………………………………………………… 148

后　记 …………………………………………………………………… 157

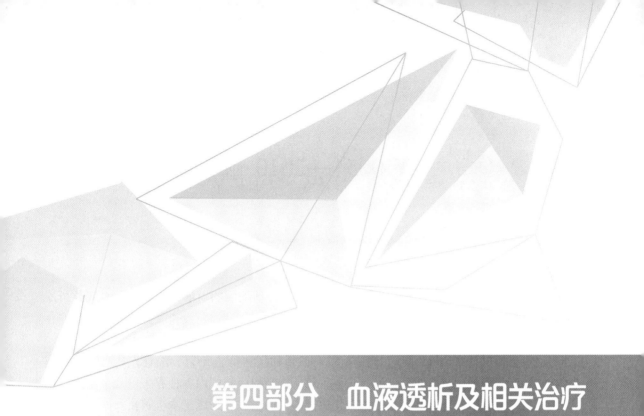

第四部分 血液透析及相关治疗

YY 0054—2010 解读

一、基本情况

YY 0054—2010《血液透析设备》标准适用于自动配液的血液透析设备、血液透析滤过设备。根据血液滤过治疗中置换液供给方式的不同，血液透析设备又分为在线式和非在线式。

血液透析（Haemodialysis），简称血透，通俗的说法即人工肾、洗肾，是血液净化技术的一种。其利用半透膜原理，通过弥散、对流、吸附，使体内各种有害以及多余的代谢废物和过多的电解质移出体外，达到净化血液的目的，并达到纠正水电解质及酸碱平衡的目的。临床主要用于治疗各种原因引起的急、慢性肾功能衰竭及部分中毒性疾病等。

慢性肾脏病是当今威胁人类健康的主要疾病之一。据国内外相关研究数据，我国慢性肾病患者数量超过 1 亿人；参照国内外终末期肾病的发病率，我国终末期肾病患者数量接近 200 万人。

由于缺乏经济条件和医疗资源，我国终末期肾病患者透析治疗率较低。根据我国血液净化学会的一项调查估测，2008 年我国大陆终末期肾病患者进行血液透析的比例为 71.9 人/100 万人口，年度透析增长率为 52.9%。

随着我国加强农村公共卫生和医疗服务基础设施建设、努力改善农村疾病预防和医疗救治条件，以及血液净化治疗被纳入医保范围，报销比例提高到 90% 以上，可得到有效治疗的患者数量将大幅度增加，国内大型医院乃至大量的基层医院对血液净化设备、耗材的需求量也将快速增加，近年来，我国血液透析产业发展明显提速，年均增长速度在 20% 以上。

血液透析设备属于高科技医疗器械。随着我国医疗器械产业的飞速发展，科技创新水平和装备制造能力的不断提高，我国企业已经能够自主设计制造出血液透析设备。由于近年国家对肾脏透析医保报销比例的不断提高，吸引了越来越多企业加入生产血液透析设备行列，也有不少国内企业与进口企业成立了合资公司。国产血液透析设备在制造成本、产品性能、质量稳定性等方面与进口产品的差距逐渐缩小，产品竞争力不断提高。国外和国内血液透析设备生产企业情况分别见表 1、表 2。

表1 血液透析设备进口生产企业情况

序号	生产单位	生产国	国内代理	注册证数量（个）
1	B. Braun Avitum AG	德国	贝朗医疗（上海）国际贸易有限公司	1
2	Fresenius Medical Care AG & Co. KGaA	德国	费森尤斯医疗用品（上海）有限公司	5
3	Gambro Lundia AB	瑞典	百特医疗用品贸易（上海）有限公司	3
4	株式会社メテク	日本	旭化成医疗器械（杭州）贸易有限公司	2
5	日機装株式会社	日本	上海日机装贸易有限公司	2
6	涩谷工业株式会社	日本	尼普洛贸易（上海）有限公司	1
7	株式会社ジェイ・エム・エス	日本	大连万德电子有限公司	1
8	Bellco S. r. l	意大利	贝而克合翔医疗设备（上海）有限公司	1
合计				16

注：以上数据截至 2021 年 6 月 7 日。

表2 血液透析设备国内生产企业情况

序号	生产单位	所在地	注册证数量（个）
1	广州市暨华医疗器械有限公司	广东	2
2	广州瑞博医疗设备有限公司	广东	1
3	广东宝莱特医用科技股份有限公司	广东	1
4	威高日机装（威海）透析机器有限公司	山东	3
5	东丽医疗科技（青岛）股份有限公司	山东	1
6	江苏费森尤斯医药用品有限公司	江苏	1
7	重庆山外山血液净化技术股份有限公司	重庆	2
8	重庆市澳凯龙医疗器械研究有限公司	重庆	1
9	成都威力生生物科技有限公司	四川	1
10	贝朗医疗（苏州）有限公司	江苏	1
11	山东新华医疗器械股份有限公司	山东	1
合计			15

注：以上数据截至 2021 年 6 月 7 日。

二、标准编制说明

本标准规定了血液透析设备的术语和定义、分类与基本参数、要求、试验方法、检验规则、标志、使用说明书和包装、运输、贮存要求。

本标准的编制是为血液透析设备制定基本安全和必要性能要求，为企业研发和生产相关产品提供最低标准的参考以及相应的检验方法，同时为医疗器械监管部门对血液透析设备的注册和监管提供参考和依据。

三、主要试验（或验证）分析及技术经济论证

本标准起草单位广东省医疗器械质量监督检验所对日本尼普洛公司的一台血液透析设备进行了标准验证；起草单位重庆山外山科技有限公司选择一台自产设备作为检测对象，对标准进行了验证。由于环境试验项目和安全项目比较成熟，可以参考的报告较多，所以未进行验证。在线式设备目前比较少，广东省医疗器械质量监督检验所暂时未作验证，重庆山外山科技有限公司对此项目进行了验证。除此之外，其他性能指标都进行了验证。

因原标准为强制性标准，各企业对原标准条款的理解和执行都有很好的技术条件，这些项目的验证都比较顺利。在标准修改条款及新增条款的验证过程中，遇到了一些新问题，但经过努力协调仍能实现并满足标准条款要求，只是出厂检验的要求可能较高而需要作出一些调整，具体理由如下：一是在微生物和化学分析相关项目的验证中，透析液微生物限度、内毒素测试、透析液溶质成分等项目测试难度较大，由于透析机设备制造商不是无菌器械生产企业，对微生物取样方法不熟悉、操作不规范，取样和送样中出现样本污染的情况，导致验证工作反复进行；二是在测试消毒液有效浓度和残余浓度时，在送样过程中出现样本受光照导致实际有效成分浓度低于设定浓度等现象。经过研究并采取纠正措施，企业已掌握无菌取样等相关操作，并达到标准规定的要求。在微生物和化学分析测试过程中，由于部分医疗器械生产企业不具备相关测试条件，需将样品送至相关检测中心才能完成检验工作，操作相对繁复，不利于出厂检验。

此外，在进行漏血试验和空气气泡测试时，标准要求使用符合相应要求的牛血。由于试验需持续一定时间，要保持相应数量的牛血不凝固并能持续试验是比较困难的，而且使用大量肝素后的牛血要满足规定的 HCT 精确要求需要添置比较昂贵的仪器，因此，牛全血试验在企业内部作为常规检测不太现实。作为日常检验，个别制造商希望能将标准修改为鸡血或鸭血，从而更好地制作试验液。空气微气泡测试作为出厂检验需要使用较多的牛血，比较难操作，因此这一条不适宜作为出厂检验项目强制执行。

总体上看，本标准的要求和验证方法具有可操作性和可行性。

四、国内外标准对比情况

本标准是在上一版标准 YY 0054—2003《血液透析、血液透析滤过和血液滤过设备》的基础上，吸收了 IEC 60601 - 2 - 16：2008 Medical electrical equipment—Part 2 - 16：Particular requirements for basic safety and essential performance of haemodialysis, haemodiafiltration and haemofiltration equipment 中与患者人身安全相关的基本性能部分的要求及试验方法而形成的。

因国外血液透析设备性能部分仅需满足 IEC 60601 - 2 - 16：2008 中必要性能的要求，可以认为本标准已经完全达到并且超过了国外同类标准的水平。在测试过程中，本标准完全可以满足国外样品、样机的测试需要，并且有不少进口产品需要进行整改才能满足本标准的要求。

五、与有关现行法律法规和其他相关标准的协调性

本标准与有关现行法律法规和其他相关标准协调性好，无相互冲突的现象。

六、标准实施过程中遇到的常见问题及对策

问题 1：脱水控制试验中，企业未规定"血液出口处压力"，并且部分企业产品无超滤偏离防护功能。

对策：在企业产品技术要求中规定血液出口处压力数值，整改添加超滤偏离防护功能。

问题 2：企业不知道如何对热消毒、化学消毒进行规定。

对策：对于热消毒，企业应规定热消毒时间、透析液管路表面温度；对于化学消毒，企业应明确所使用的消毒液配方，并对消毒过程中消毒液有效成分浓度和消毒结束后消毒液残留量进行规定。

七、企业使用标准应注意的问题

本标准作为对上一版标准的修订，在理念上与上一版有很大的不同。本标准采用了与国际接轨的做法，安全指标给出限值要求，性能指标由企业自己规定。标准实施后，企业应该更加注重自我检验工作，做好相关说明文件和技术文件的规范性工作。企业在制定产品标准时，应从自身产品性能出发，产品标准中的性能指标应与产品说明书中规定的保持一致。行业标准中有关"应符合制造商的规定"以及试验方法中有"设定参数为高、中、低值"等字样，企业应在企业标准中具体规定。另外，有部分要求，由于企业使用产品差异性很大，试验方法多种多样，所以标准规定需要企业提供试验方法，比如消毒剂浓度和消毒剂残留量等，需要企业提供切实可行、科学合理的方法。

八、标准适用范围及其条款解读

（一）标准适用范围

本标准适用于自动配液的血液透析设备。

本标准不适用于：血液透析用水处理设备；腹膜透析设备；血液灌流、血浆置换、血浆吸附设备；连续性血液净化设备。

本标准的内容不涉及中央供液系统。

（二）标准条款解读

1. 标准名称的确定

本标准确定将名称《血液透析、血液滤过和血液透析滤过设备》更改为《血液透析设备》的原因是，该类设备主要功能包括血液透析、血液滤过和血液透析滤过，这些功能均在血液透析功能基础上进行延伸，并以血液透析的原理和临床应用方法为基础。该标准制定的目的也是规范以血液透析设备为基础的设备。综合考虑临床应用和国际市场的习惯叫法，将原名称更改为《血液透析设备》，既利于统一和规范设备命名，也利于学术交流。

2. 增加术语和定义

根据血液透析设备临床应用实际情况，血液透析设备的供液方式主要分为设备自动配制透析液和其他设备提供液。因此本标准将血液透析设备的供液方式进行明确分类并定义。

3. 透析液流量的确定

血液透析设备在临床应用为血液透析滤过时，设备供液将分为供透析液和供置换液两个流道，为保证临床治疗的有效性，对在线式血液透析滤过设备的最大透析液量进行限定，即不得小于700mL/min，以确保血液透析和血液滤过均能提供有效流量。

4. 超滤控制方式的确定

跨膜压（TMP）型超滤方式目前已较少采用，而且该方式存在超滤误差较大、容易给病人带来伤害等问题，所以超滤控制方式只规定了容量控制一种。

5. 性能指标的确定

在本标准修订中，将原来的许多技术要求改为由制造商作出规定的要求，放弃了原来给出最低要求的做法。主要原因是采用国际上比较通行的做法，安全性的指标给出要求，性能指标由制造商规定。经过起草过程的论证和多方面的征求意见，这是可行并可操作的。

6. 血液流量及其精度

根据 IEC 60601 - 2 - 16：2008 说明，当血液流量低于设定值时才被看作对治疗带来负面影响。但血流量过高，可能会影响血液管道的扩张，引起实际血液量与设定血液量不一致；过高的血流量带来血路再循环的增加，可能严重影响治疗的充分性。如果设备血泵失控或操作失误，过高的血流量可能给患者带来风险。

鉴于 IEC 60601 - 2 - 16：2008 对血液流量及精度只是作出了由制造商给出规定的要求，所以本标准采用了这种国际做法。

7. 血液流量的测试要求

根据 IEC 60601 - 2 - 16：2008 说明，血液流量测试需保持泵前负压为 - 200mmHg 的条件。原征求意见稿初步发现当血液流量约为 250mL/min 时，泵前负压可达 - 200mmHg 左右。但设定血液流量低于该值，在泵前加负压 - 200mmHg，测得的实际流量将比设定值偏大；反之，当设定血液流量高于该值时，在泵前加负压 - 200mmHg，测得的实际流量将比设定值偏小。

经过反复试验，本标准还是采用与国际接轨的方法，规定在血液流量试验中加入泵前负压。

8. 设备的脱水控制

（1）脱水安全

根据 IEC 60601 - 2 - 16：2008 说明，流体方向平衡失调是一个重要的指标，并且液体过度去除是有害的，不同的病人，其脱水量不同，所以有必要专门把脱水安全提出来。原征求意见稿脱水安全条款为"设备应有提醒用户设置高脱水速率产生危险的提示"；经过征求意见后，把原来需由设备配备警示功能修改为：a）设备应显示实时脱水参数；b）脱水参数的设置应经过确认。

（2）脱水误差

IEC 60601 - 2 - 16：2008 说明对脱水误差进行了规定，"净液体脱水误差值在 ±100mL/h 范围内，以及治疗过程中的净液体去除量与目标值始终保持为 ±400mL"。根据我国的实际情况，本标准将脱水误差限定为设定值的 ±5% 或 ±100mL/h 范围内较为合理。

9. 透析液成分

IEC 60601 - 2 - 16：2008 新增对透析液成分的测试要求，但没有给出明确的测试方法，只是在附录 A 部分列出三种可选方法，不够具体。透析液作为浓缩物的稀释后溶液，重点应测试稀释后浓度。已经颁布实施的 YY 0598—2006《血液透析及相关治疗用浓缩物》采用稀释后溶液进行测量的方法，比较符合国际标准的要求而且测试准确，各方可探讨实施的可操作性。另外，虽然 IEC 60601 - 2 - 16：2008 的附录里提到采用电解质分析仪对透析液成分进行测试的精度不够，但执行难度比较适中，比较符合企业实际情况和临床使用经验，各方可以探讨其可否作为替代的方法。

10. 透析液浓度控制

根据 GB 9706.2 和 IEC 60601 - 2 - 16：2008 说明的要求，设备应具有透析液浓度控制和监测两种功能的独立防护系统，而且任一个透析液浓度防护系统出现偏离均应采取防护动作。通过临床应用和试验验证，自动配液的血液透析设备自动配液分为电导反馈配液和比例配液。反馈功能就是当浓缩液浓度有偏差，或透析液电导率偏离设定值的时候，系统自动恢复到合适的浓度。我国多数医院使用干粉人工配制浓缩液，地区医院情况更是如此，浓缩液浓度偏差是普遍存在的。为了消除浓缩液浓度偏差导致的透析液浓度偏差，保证透析治疗效果，建议自动配液的血液透析设备具备透析液浓度反馈控制功能，以确保透析液成分符合规定要求；还应规定自动配液的设备都具备 A/B 液是否放错的自动识别功能。

目前，市场上一些非自动反馈的设备，其安全性是可以接受的，包括德国和日本的设备也是如此，所以自动反馈功能不强制执行。但规定比例配液的产品应在说明书中指出使用的浓缩液的配方，以及用户自行稀释干粉配制浓缩液可能带来治疗效果的偏差。

另外，为确保治疗安全，应规定透析液浓度的超限监控在整个透析治疗过程中不允许关闭。

11. 温度控制范围和精度的确定

低温会使病人感到不适和打寒战，过高的温度会产生溶血。

AAMI RD5：2005《血液透析系统（设备）》规定透析液、置换液温度应控制在 33℃～40℃范围内。

在 IEC 60601-2-16：2008 中"201.12.4.4 危险输出的防止"一章里规定：

201.12.4.4.102 透析液和置换液温度

a）除非经制造商的风险管理程序证实是合理的，透析液和置换液的温度设定范围不能超过 33℃到 42℃。

b）血液透析设备应包括一个独立于任何温度控制系统的防护系统，当在血液透析设备透析液出口处和/或置换液出口处测得的温度低于 33℃或高于 42℃时，该防护系统能防止透析液进入透析器和置换液进入体外循环管路。

c）短时间内温度高达 46℃和低于 33℃是可接受的，但是该时间长度和温度数值必须经制造商风险管理程序证实是合理的。

此外，IEC 60601-2-16：2008 还在附录 A 里面提示说明低温不会引起安全性问题，低温条件下对血压不会带来负面影响。历史上，血液有用 5℃的。IEC 60601-2-16：2008 说明是短时间内允许超过温度控制范围，但必须进行风险分析。鉴于风险分析在国内执行的问题，而且 IEC 是强调短时间内，如果人为差错而误选会造成危害，所以本标准制定的时候建议温度控制范围是 33℃～40℃。

12. 增加电导率波动要求

电导率直接反映透析液成分组成，是血液透析的重要参数。电导率稳定性直接关系患者治疗安全性，应在稳定性中增加电导率控制要求，所以本标准增加电导率波动≤1mS/cm 的指标要求。

13. 对设备消毒的规定

按 IEC 60601-2-16：2008 说明的要求，同时根据本标准讨论会议精神，增加消毒及冲洗的具体要求。

对血液透析设备的消毒和冲洗，主要应包括消毒的有效浓度、接触时间、温度及微生物残留和消毒剂残留五个方面。由于消毒用化学助剂的多样性，其允许残留量和测试方法不便统一作出规定，应由制造商根据产品适用的化学助剂的特性进行规定。

根据消毒的定义和透析用水处理设备的要求，以及血液透析及相关治疗用浓缩物的要求，设备进水质量、透析浓缩液质量与消毒和冲洗的最终效果相关联。因此，制造商应在技术文件中对进水质量、透析浓缩液和消毒液原液提出要求，并向用户推荐消毒剂品种、消毒方法和检测方法。综上，本标准对消毒剂允许残留量和检测方法也未作出具体规定。

九、标准验证、试验方法、关键批示的基础解释

（一）漏血防护要求的确定及试验

由于漏血带来的体外失血和交叉感染的风险较大，血液透析设备应严格执行对漏血的防护。通过考察和验证，参考美国 ANSI/AAMI RD5：2003《血液透析系统》，将漏血防护

系统限定值确定为 0.35mL/min 较为合理，并按 IEC 60601 – 2 – 16：2008 说明的要求进行测试。

注：0.35mL/min，不是 1L 溶液每分钟漏血量达到 0.35mL，而是血液量为 0.35（作试验液比例的分子），液流量应为最大透析液量、最大每分钟超滤速率和最大置换液量的和（作试验液比例分母）。

（二）空气检测的试验

空气防护是血液透析设备安全性的重要内容。IEC/CDV 60601 – 2 – 16 草案稿征求意见时是采用用水做试验检测单个气泡作为考核标准，但在出版稿中换用较为复杂的试验方法，使用血液做试验，而且测试 3 种状态：①静脉壶（与 YY 0054—2003 版相似）；②连续注入微小气泡，测试累积量；③注入大块气泡（相当于单个大气泡）。并给出如下解释：

在编写这一标准时，还没有足够的科学文献提供足以在这个专用标准里面定义一个安全警报的限值。在《透析用肾功能替代法》一书中（第 5 版，第 14 章），Polaschegg 和 Levin 认为连续注入少于 0.03 mL/（kg·min）的空气，并且快速注射 0.1 mL/kg 并不会构成危险。空气探测器直接定位在血路管上，而且通常可探测到体积远远小于会造成危害的体积的单个气泡。气泡检测器的重要参数就是这些单个气泡的累积量。所以，IEC 60601 – 2 – 16：2008 采用了目前的检测方法。

但是，针对目前国内生产企业的实际情况和检测能力，比较难操作。原标准中对空气防护的要求和检测方法在临床应用、生产和检测过程中较容易执行。但本标准征求意见阶段没有收集到有关反馈，所以该送审稿仍然采用了国际标准的检查方法。

修订后的 YY 0054 标准参考了国外主流厂商的最新研究成果，并结合我国实际情况对主要技术内容做了较大幅度的修改。鉴于我国血透行业的快速发展，新修订的标准较好地适应了我国国情。

GB 9706.2—2003 解读

一、基本情况

GB 9706.2—2003《医用电气设备 第 2 - 16 部分：血液透析、血液透析滤过和血液滤过设备的安全专用要求》规定了单人用血液透析、血液透析滤过、血液滤过设备的最低安全要求。这些装置供医务人员使用或供在专家监督下使用，包括由患者操作。该标准适用的产品包括血液透析设备、血液透析滤过设备和连续性血液净化设备等。临床上这些设备主要应用于急、慢性肾衰竭的治疗，能够清除各种代谢产物、毒物、药物和某些治病因子、抗体，调节人体的水、电解质、酸碱平衡。其中连续性血液净化设备逐渐不再局限于肾脏替代治疗，肝胆科、烧伤科、肿瘤科等也应用连续性血液净化设备进行治疗。在抗击新型冠状病毒过程中，连续性血液净化设备结合二氧化碳清除器可以减少创口，同时发挥更多的作用，包括协助肺脏清除二氧化碳、为血液清除炎症因子等。

目前市场上的血液透析设备和连续性血液净化设备仍以进口设备占主导地位，不过凭借国家政策的支持以及国内企业的奋力研发，国产血液透析设备、连续性血液净化设备与进口设备的差距逐渐缩小，无论是有效注册的数量，还是设备的产品性能、质量稳定性等都有了长足发展。国内血液透析设备生产企业主要有山东威高、重庆山外山、广州暨华、山东新华等，而外资品牌则有 JMSA、百特、贝而克、贝朗、费森尤斯、尼普洛等。

二、标准编制说明

GB 9706.2—2003 标准按照 GB/T 1.1 编制，是血液透析、血液透析滤过和血液滤过设备的最低安全专用要求。该标准代替 GB 9706.2—1991《医用电气设备 血液透析装置安全专用要求》。

GB 9706.2—2003 标准的发布可以规范血液透析、血液透析滤过和血液滤过设备行业的安全要求，为企业在设计开发阶段提供指导，缩短国内产品与国外产品的差距，从而促进行业更好地发展。本标准同时也可以为医疗器械监管部门对血液透析设备的注册和监管提供参考与依据。

三、国内外标准对比情况

本标准等同采用 IEC 60601 - 2 - 16：1998（第二版），目前国际现行标准为 IEC 60601 - 2 - 16：2018（第五版）。

四、与有关现行法律法规和其他相关标准的协调性

GB 9706.2—2003《医用电气设备 第2－16部分：血液透析、血液透析滤过和血液滤过设备的安全专用要求》代替 GB 9706.2—1991《医用电气设备 血液透析装置安全专用要求》。

该标准引用了 GB 9706.1 标准，与其他标准不存在矛盾。

五、企业使用标准应注意的问题

本标准相较上一版有一些变化，企业需特别注意：

（1）相比于 GB 9706.1 通用标准，本标准对于随机文件的要求增加了许多内容，企业编写随机文件应符合本标准要求；

（2）患者漏电流的测量增加了测量点的说明，并对试验液作出要求；

（3）液体泼洒和泄漏的试验方法替代安全通用标准中的规定，企业应注意针对本专用标准的要求进行设计、验证；

（4）清洗、灭菌和消毒增加了对使用非一次性透析液管路设备的要求；

（5）本标准关于安全防护系统报警动作作出了针对血液透析设备的要求，企业应注意符合本标准的要求。

六、标准适用范围及其条款解读

GB 9706.2—2003 标准是血液透析、血液透析滤过和血液滤过设备的安全专用标准，不适用于体外管路、透析器、浓缩透析液、水净化设备、腹膜透析设备。

GB 9706.2—2003 识别了与血液透析、血液透析滤过和血液滤过设备相应的特定风险，并规定了降低风险的措施。该标准主要从功能性安全角度对血液透析、血液透析滤过和血液滤过设备进行了规定，在设计层面强调了冗余设计的思想，不仅要求有控制系统实现功能，而且要求有独立的防护系统以确保单一故障情况下的安全。在进入治疗之前，强调了防护系统的安全性。当无法通过冗余设计达到要求的程度时，要求在治疗过程中合理的时间内不停地确认防护系统传感器的安全性。

📖 条款

2 术语和定义

除下述内容外，通用标准的本条款适用：

2.1.5

应用部分 applied part

代替：

体外管路、透析液管路和（或）所有与之有固定传导性连接的部件。

☞条款解读

与 GB 9706.1 中定义的应用部分不同，由于血液透析设备的特殊性，应用部分不仅仅

为与患者接触的部分，还包括了引出体外的血路部分、通过透析器后的透析液管路部分，以及与透析液管路连接的其他部件，例如加热器、传感器等。

📖 条款

6 识别、标记和文件

（略）

☞条款解读

提供足够的信息是 YY/T 0316 医疗器械风险管理降低风险的措施之一，GB 9706.2—2003 在"6.8.2 使用说明书"及"6.8.3 技术说明书"等随机文件要求中增加了与血液透析、血液透析滤过和血液滤过设备相关的特有安全信息，以帮助医护人员了解相关风险并做好足够防护。

📖 条款

19.4 试验

h）患者漏电流的测量

增加：

12）患者漏电流测量点必须在两根透析液管路连接处或两根体外血液管路连接处，取其最不利的位置。测试期间，电导率为（14±1）mS/cm 的试验溶液，在基准温度25℃下必须流过透析液管路和体外管路。所提供的设备必须按制造厂规定充分配置使用。

☞条款解读

本标准对应用部分进行了重新定义，因此对于与此相关的患者漏电流的测量点在19.4中进行明确，确定了在透析器上与患者血液接触部分的点作为患者漏电流的测量点。试验中可将一根金属短管通过快速接头接在透析器的透析液路中，启动血液透析设备进入治疗模式。透析液路中的透析液流动稳定后，测量金属短管上的患者漏电流，即可视为透析液中的患者漏电流值。

📖 条款

44.3 液体泼洒

代替：

设备必须设计成倘若发生液体泼洒（意外弄湿），也不会产生安全方面的危险。

通过下述试验，检验是否符合要求：

把设备放置在正常使用位置上，进行3mm/min 人工降雨30s，从离设备的顶部0.5m高处垂直降落。

试验装置如 IEC 60529 图 3 所示。试验用自来水进行，可使用一个阻断装置来测定试验的持续时间。试验一到30s，必须立即把设备壳体上可见的水分擦去。

上述试验后立即进行的检查应表明，可能会进入到设备内部的自来水，应未弄湿可能引起安全方面的危险的部件。若有疑问，必须进行通用标准第 20 章所规定的电介质强度试验，设备应能正常工作。

☞条款解读

本标准中的"液体泼洒"要求替代了 GB 9706.1 通用标准中的"将 200mL 水从不高于设备顶部表面 5cm 处，在大约 15s 时间内，匀速地倒在设备顶部表面的任意一点"要求。该方法接近于 GB 4208 中防进液 IPX1 级别，使用了外壳防护等级中的检验防垂直滴水试验装置，较之通用标准的要求更为严苛，故企业应注意机器的防水设计，特别是对顶部、显示屏、排气孔等容易进水的地方做好防水处理。

📖 条款

44.4 泄露

代替：

设备装载液体的部分必须与电气部分隔离，这样，在正常工作压力下可能泄漏的液体，才不会对患者产生安全方面的危险，例如因爬电距离引起的短路。

通过下述试验，检验是否符合要求：

用吸液管把自来水滴到接头、封口和可能破裂的软管这些处于运转或停止状态的活动部件上，取其较不利的状态。

经这些程序之后，设备易遭受自来水有害影响的无绝缘带电部件或电气绝缘部分，应显示出无潮湿痕迹。若有疑问，设备必须进行通用标准第 20 章所规定的电介质强度试验。

通过检查，检验其他可能发生的安全方面的危险。

若对采用上述合格性试验有疑问，可作下述试验：

采用与设备该部分相适应的液体进行试验。用一个注射器直接喷射液体，对准接头、密封口和可能破裂的软管这些处于运转或停止状态的活动部件，取其较不利的状态。经这些程序之后，设备易遭受自来水有害影响的无绝缘带电部件或电气绝缘部分，应显示出无潮湿痕迹。若有疑问，设备必须进行通用标准第 20 章所规定的电介质强度试验。

☞条款解读

血液透析设备内部水电共存，因此要求水路部分与电路部分进行有效隔离，以降低电击风险。本试验最终的目的是确保在液路发生泄漏的情况下，不会造成短路或者影响电路隔离或绝缘级别，例如降低爬电距离和电气间隙。试验后，经过方法中的验证动作，保证即使发生泄露也不会造成安全方面的危险。

📖 条款

44.7 清洗、灭菌和消毒

增加：

对使用非一次性透析液管路的设备，必须提供消毒和（或）灭菌的方法。

通过检查随机文件和设备，检验是否符合要求。

☞条款解读

对于血液透析设备来说，内部非一次性使用的透析液管路的清洗、消毒至关重要。消毒是为了防止交叉污染以及防止细菌滋生。特别当血液透析设备用于阳性患者或者透析器破膜造成漏血情况下，科学有效的消毒方法更为重要。

📖 条款

49 供电电源的中断

除下述内容外，通用标准的本条款适用；

增加：

49.5 在设备的供电电源中断情况下，必须实现下列安全条件：

——触发声音报警至少持续1min（见51.107）；

——阻止透析液流向透析器；

——中断任何置换液流动；

——把超滤降到最小值。

☞条款解读

设备应保证在供电网中断时的安全性。治疗过程中，供电网中断，设备内部应急电源启动时，通过声音报警提醒医护人员，做好防止体外失血的准备。由于电量有限，需要确保与患者密切相关的血路系统的安全，因此中断液路系统，中断置换液进入血液防止反超，将超滤降到最小值。

📖 条款

51 危险输出的防止

（略）

☞条款解读

该章节相较于通用标准，增加了许多安全防护相关的内容。

条款51.2要求设备的操作模式必须让操作人员清楚明确地知晓，以免意外选错模式而不知。

本标准不仅要求设备有独立于控制系统的防护系统，还对各种防护的动作进行定义要求，当出现异常时应触发声和光的报警，并停止可能会造成危险的操作，如阻止透析液流向透析器、停止血泵运转、夹住静脉回流管。独立的防护系统是为了保证控制系统出现故障时还能进行监测防护，满足通用标准单一故障时也不会发生安全方面危险的要求。声和光的报警能提示操作人员及时采取必要措施，减少低血压或其他并发症的发生，保障患者安全。阻止透析液流向透析器、停止血泵运转等操作是为了避免更进一步地造成患者危险，将可能导致危险的因素都排除在患者体外。

另外还对报警做了要求，光报警必须连续保持的要求是为了即使静音的情况下操作人员也能知道设备处于报警状态，提醒操作人员注意；由于血透室通常有不止一台设备，同时也有不少于一人在上机，环境声音可能较为嘈杂，故对报警音量也作要求；长时间的异常可能导致患者较严重的危险，故即使设备能对报警静音，静音周期也不能超过2分钟，提醒操作人员及时处理异常情况，排除危险；当血液透析设备产生报警时，不解除产生报警的故障，此时按静音键，报警声音停止，报警静音后可能伴随着短时的系统运行，但是报警系统仍然保持运行，当再次探测到故障时，报警系统必须中断静音周期，产生报警动作；另外还有报警消除功能，血液透析设备产生报警时，不解除产生报警的故障，此时按消除报警按键，报警系统暂时解除，这时报警系统暂时不监测该故障，使设备暂时正常运行，报警声音不响起，但是必须有红色报警灯闪烁或者相关提示信息指示目前设备处于消除报警状态，同时消除报警最长时间不超过2min。

企业应严格按照本标准51.101～51.112设计验证设备的防护系统是否符合要求。

📖 条款

54.101 设备的浓缩液接头必须使用耐久的颜色标志，避免混淆各种不同的浓缩透析液。色标应当便于操作人员配用接头与不同颜色的浓缩透析液容器。必须使用下列颜色：

——醋酸盐浓缩液接头　　　　　　　　　白色

——酸性浓缩液接头　　　　　　　　　　红色

——碳酸氢盐浓缩液接头　　　　　　　　蓝色

——无缓冲剂血液透析滤过浓缩液接头　　绿色

——对于供不同浓缩液公用的接头，每个接头上必须有不同颜色的标记。例如，供醋酸盐浓缩液和酸性浓缩液公用的一个接头，必须有白/红两色标记。

注：目前正在制定一项ISO标准，规定对浓缩透析液容器色标的要求。

☞条款解读

对浓缩液接头颜色的规定可减少操作人员误接情况的发生。

📖 条款

54.102 血压传感器用的连接器

与血压传感器系统的外部连接，必须符合GB/T 1962.2功能安全方面的要求。

通过监测和进行各项功能试验，检验是否符合要求。

☞条款解读

血压传感器通常采用鲁尔接头，与外部血液管路中的鲁尔接头配合使用，因此，设备上的血压传感器规格需要进行规范。

📖 条款

56.6 温度和过载控制装置

增加：

aa）透析液温度的防护系统不要求配备非自动复位热断路器。

通过检查，检验是否符合要求。

☞条款解读

本标准中，当温度超过限值时，血液透析设备的透析液旁路已经与患者血液隔离开，无安全方面的危险，因此，透析液温度的防护系统可以采用自动复位的热断路器防止超温，但无须配备非自动复位的热断路器。

📖 条款

57.2 网电源连接器和设备电源输入插口等

ee）若给受控运行的血泵和（或）置换液泵配备辅助网电源输出插座，该插座的类型必须不可互换，且与设备上其他辅助网电源输出插座不可互换。

☞条款解读

符合 57.2 运行方式的血泵和（或）置换液泵，通常通过控制供给电源为泵供电，因此需要配置不可互换的插座防止误接风险，以保证启动泵的准确性。

GB 9706.39—2008、YY 1274—2016、YY 1493—2016 解读

一、基本情况

GB 9706.39—2008《医用电气设备 第2-39部分：腹膜透析设备的安全专用要求》包含了除仅用于连续性非卧床式腹膜透析以外的所有腹膜透析设备，即自动腹膜透析（APD）设备。YY 1274—2016《压力控制型腹膜透析设备》和 YY 1493—2016《重力控制型腹膜透析设备》根据透析液灌入和引流方式的不同，分别用于压力控制型腹膜透析设备和重力控制型腹膜透析设备。

（一）产品种类

腹膜透析是利用腹膜作为半透膜，使分别处于腹膜两侧的腹膜毛细血管内的血液和腹腔内的透析液进行物质交换，从而实现清除体内代谢物和多余水分、补充人体所需物质。物质交换通过弥散作用和滤过作用实现，透析液的浓度、容量、腹透时间、腹透频率、临床个体差异等都会影响腹透效果。腹膜透析设备是指能够自动控制透析液灌入、留腹和引流的医用电气设备，应当具有动力控制部分和监测防护部分。

长期腹膜透析可分为持续性非卧床式腹膜透析（CAPD）和自动腹膜透析（APD）。CAPD 每天交换透析液 4~5 次，白天留腹 4~5 小时，晚上留腹 8~10 小时，除了更换透析液的时间外，病人可自由活动。APD 是通过设备实现透析液自动灌入腹腔和排出腹腔，可以选择连续治疗或间断治疗、白天治疗或夜间治疗、灌入量、引流量、留腹时间、更换频率等，包含了间歇性腹膜透析（IPD）、夜间间歇性腹膜透析（NIPD）、持续性循环式腹膜透析（CCPD）、潮式腹膜透析（TPD）、持续性流动式腹膜透析（CFPD）。

腹膜透析设备可实现全部或部分 APD 模式。根据实现透析液灌入和引流方式的不同，其可分为压力控制型和重力控制型。

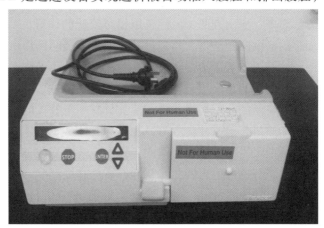

图1　压力控制型腹膜透析设备

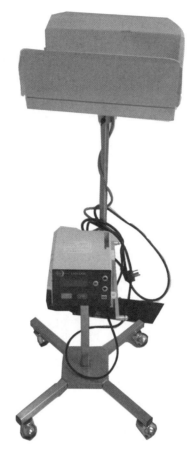

图 2　重力控制型腹膜透析设备

（二）临床应用情况

全世界大约有 120 000 名患者应用腹膜透析作为肾功能替代治疗的方法。CAPD 凭借方法简单、应用方便、治疗费用相对较低的优势，广泛应用于临床三十余年。然而 CAPD 面临的最大问题是每天要进行多次换液、日间操作所带来的不便及相对较高的腹膜炎发生率，这些障碍对于治疗儿童患者尤其不便，于是刺激了 APD 的发展。

APD 是目前发展最快的一种腹膜透析方法，通过机器进行液体交换，其在夜间自动换液以及灵活的治疗剂量和模式使其具有不可替代的临床优势，可以帮助患者延长生命、改善生活质量、重返社会。APD 患者以如下人群为主：①无法安全自行操作的小儿和体弱老人；②白天需要上班和工作的年轻人；③无尿且体型偏大的、手工腹透（如 CAPD）无法保障其充分透析的患者；④急性心衰、高度浮肿，需要 APD 提供紧急而持续治疗的患者；⑤腹壁有缺陷（如疝气和胸腹瘘）需要 APD 进行过渡性治疗的患者，等等。

如今，在不影响患者生活方式的前提下，为提高腹膜透析的清除率和超滤率，临床上采用 CAPD 和 APD 联合治疗方法，如接受 CAPD 治疗的患者夜间利用 APD 设备进行第五次换液，接受 APD 治疗的患者也进行白天换液。

（三） 市场使用情况

自动腹膜透析是目前比较先进、主流的腹膜透析治疗方式，包括美国、日本、澳洲在内的很多发达国家主要采用 APD 来对患者进行治疗，在欧美等发达国家其使用率已占腹透总人群的 45% 以上。在我国，目前腹透患者多采用双联双袋式 CAPD 和重力型 APD。压力型 APD 设备价格昂贵，使用较少，但它安全系数高、操作便利、透析方案选择弹性，获得临床和患者的普遍认可并处于逐步发展过程中。以欧美发达国家的经验来看，APD 治疗比例的不断提高是未来中国腹透治疗发展的必然趋势。

我国目前有透析患者约 4 万人，其中腹膜透析患者约 4 000 人。腹膜透析设备为 250 ~ 300 台，使用 APD 设备治疗的约为 150 人，医院自动腹膜透析设备和家用自动腹膜透析设备比例大约是 1.4 : 1。

（四） 生产企业情况

目前世界上主要的腹透机厂家为 BAXTER（百特）和 FMC（费森尤斯），主要的腹膜透析设备有 BAXTER 生产的 HomeChoice、HomeChoice Pro、Amiya 和 PAC - Xtra，FMC 生产的 SleepSafe。在我国，已获得注册证的腹透机中，压力控制型自动腹膜透析设备较少，只有 BAXTER、江苏杰瑞科技集团有限责任公司和昆山韦睿医疗科技有限公司生产的自动腹膜透析机，尤其是 BAXTER 生产的 HomeChoice，这款机型占国内外市场份额 90% 左右；而重力控制型腹膜透析设备则有加拿大 Medionics International Inc. 生产的 Easy Care，上海百洛普医疗科技有限公司、西安乐析医疗科技有限公司、福州东泽医疗器械有限公司和吉林省迈达医疗器械股份有限公司生产的腹膜透析机。

二、标准编制说明

GB 9706. 39—2008《医用电气设备 第 2 - 39 部分：腹膜透析设备的安全专用要求》根据 ISO/IEC 导则第 3 部分的规则起草。其规定了腹膜透析设备的基本安全和基本性能专用要求，其内容主要依据 GB 9706.1（IEC 60601 - 1），是对通用标准的修改、补充。其中部分条款的制定参考了 GB 9706.2。

YY 1274—2016《压力控制型腹膜透析设备》和 YY 1493—2016《重力控制型腹膜透析设备》的起草在编写格式上根据 GB/T1.1《标准化工作导则 第 1 部分：标准的结构和编写》要求，作为行业标准，与膜透析设备安全专用标准 GB 9706.39 紧密关联，与血液透析设备（YY 0054）、连续性血液净化设备（YY 0645）相类似。

三、主要试验（或验证）分析及技术经济论证

GB 9706. 39—2008《医用电气设备 第 2 - 39 部分：腹膜透析设备的安全专用要求》专门针对腹膜透析设备的安全而制定，除规定电气安全要完全符合 GB 9706.1 要求外，对腹膜透析设备的性能安全亦作出各项规定。要求有防护系统，当监测的参数超过规定值时应触发声、光报警。腹膜透析设备主要用于治疗肾衰竭患者，设备简单，操作易掌握，经过短期训练，患者在家中自己可以操作，使患者恢复自信心、自尊心，提高生命质量，甚至可以全日工作。从我国的国情出发，腹膜透析颇符合患者的需要，尤其在广大的基层医

疗单位很有发展前途，值得推广，具有巨大的社会效益。

YY 1274—2016《压力控制型腹膜透析设备》和 YY 1493—2016《重力控制型腹膜透析设备》是在 GB 9706.39 的基础上，专门针对设备性能制定要求。其发布有利于规范我国腹膜透析设备制造商对该类产品的质量控制，要求制造商对产品现有的技术做出改进和增加安全相关的功能，促进企业的技术积累，提高企业竞争力，提高该产品品质和长期符合性，从而促进我国腹膜透析设备产业的发展，提升社会医疗卫生水平。本标准在保证患者的安全性方面有积极的经济和社会意义。

四、国内外标准对比情况

GB 9706.39—2008《医用电气设备　第 2 - 39 部分：腹膜透析设备的安全专用要求》等同采用国际电工委员会（IEC）首次制定的关于腹膜透析的安全专用要求 IEC 60601 - 2 - 39：2003。为便于使用，相对 IEC 60601 - 2 - 39：2003，该标准做了下列编辑性修改：

（1）删除 IEC 60601 - 2 - 39：2003 的封面和前言。

（2）该标准的助动词的翻译与 GB 9706.1 保持一致。

YY 1274—2016《压力控制型腹膜透析设备》和 YY 1493—2016《重力控制型腹膜透析设备》是我国制定的第一份有关该类设备的产品标准，国际上暂无此类设备相关标准。

IEC 60601 - 2 - 39：2007 作为国际电工委员会制定的关于腹膜透析设备标准的第二版，已替代 IEC 60601 - 2 - 39：2003。

下面列出 IEC 60601 - 2 - 39：2007 与 IEC 60601 - 2 - 39：2003 相比发生较显著变化的条款，重要的变化内容用下划线画出：

（1）修改了标准名称（第二版在 IEC 60601 - 1：2005 的基础上，规定了腹膜透析设备的基本安全和基本性能专用要求）。

英文原文对照：

IEC 60601 - 2 - 39：2003：Medical electrical equipment　Part 2 - 39：Particular requirements for the safety of peritoneal dialysis equipment.

IEC 60601 - 2 - 39：2007：Medical electrical equipment　Part 2 - 39：Particular requirements for basic safety and essential performance of peritoneal dialysis equipment.

（2）适用范围有变化（第二版适用范围增加了腹膜透析设备基本性能专用要求，对用于补偿或减轻 disease，injury or disability 疾病，伤害或残疾的腹膜透析设备也适用。不适用的范围减少了仅用于连续性非卧床式腹膜透析的腹膜透析设备）。

英文原文对照：

IEC 60601 - 2 - 39：2003：This Particular Standard specifies the minimum safety requirements for PERITONEAL DIALYSIS EQUIPMENT as defined in 2.1.102，hereafter referred to as EQUIPMENT.

These particular requirements do not apply to the DIALYSING SOLUTION，the DIALYSING SOLUTION circuit，or to EQUIPMENT solely intended for use as continuous ambulatory PERITONEAL DIALYSIS EQUIPMENT.

IEC 60601 – 2 – 39：2007：This International Standard applies to the BASIC SAFETY and ESSENTIAL PERFORMANCE of PERITONEAL DIALYSIS ME EQUIPMENT as defined in 201. 3. 208，hereafter referred to as PD EQUIPMENT.

This standard can also be applied to PD EQUIPMENT used for compensation or alleviation of disease，injury or disability.

These particular requirements do not apply to the DIALYSING SOLUTION，or the DIALYSING SOLUTION CIRCUIT.

（3）有减少的术语定义（第二版未单独定义"应用部分"，见 IEC 60601 – 1：2005，3.8）。

（4）有增加的术语定义（第二版增加定义"APD 医用电气设备""自动腹膜透析""透析液管路"）。

英文原文对照：

IEC 60601 – 2 – 39：2007：

201. 3. 201

APD ME EQUIPMENT

ME EQUIPMENT used to perform AUTOMATED PERITONEAL DIALYSIS（APD）.

201. 3. 202

AUTOMATED PERITONEALDIALYSIS（APD）

a method to perform dialysis with automated fluid exchanges in the peritoneum.

201. 3. 204

DIALYSING SOLUTION CIRCUIT

part of the fluid circuit that conveys DIALYSING SOLUTION from the PD EQUIPMENT to the peritoneal cavity of the PATIENT，and subsequently to a drainage bag or drain，or parts permanently and conductively connected to the fluid circuit.

NOTE This is an APPLIED PART.

（5）有修改的术语定义（对定义"防护系统"进行修改）。

英文原文对照：

IEC 60601 – 2 – 39：2003：

2. 1. 106

PROTECTIVE SYSTEM

automatic system which senses a specified parameter（or parameters）or a constructional feature，specially designed to protect the PATIENT against the SAFETY HAZARDS which may arise.

IEC 60601 – 2 – 39：2007：

201. 3. 209

PROTECTIVE SYSTEM

automatic system，or a constructional feature，specifically designed to protect the PATIENT against HAZARDS which can arise.

（6）增加基本性能要求（对应 IEC 60601 – 1：2005，4.3）。

英文原文对照：

IEC 60601 – 2 – 39：2007：

201.4.3 ESSENTIAL PERFORMANCE

Additional subclause：

201.4.3.101 Additional ESSENTIAL PERFORMANCE requirements

Additional ESSENTIAL PERFORMANCE requirements：

—DIALYSING SOLUTION flow to the patient；

—DIALYSING SOLUTION flow from the patient；

—temperature of dialysate；

—adherence to and accuracy of the volume balancing（inflow/outflow volume）.

（7）其他条件中增加了贮存和运输温度对正常使用的影响（对应 IEC 60601 – 1：2005，5.4；IEC 60601 – 2 – 39：2003，4.6）。

英文原文对照：

IEC 60601 – 2 – 39：2007：

201.5.4 Other conditions

Addition：

bb）If temperatures of storage and transport conditions can influence normal use shortly after transport，this shall be addressed by the RISK MANAGEMENT PROCESS.

（8）随机文件中有新增或变更内容（第二版充实了避免虹吸反流的说明，增加了非正常使用的说明、设备如何获得最大压力的说明）。

英文原文对照：

IEC 60601 – 2 – 39：2007：

201.7.9.1 General

Addition：

The ACCOMPANYING DOCUMENTS shall additionally include

—a statement that protective measures should be taken to prevent back syphonage of the outflow path. Example：A statement pointing out the importance of an air gap between the DIALYSING SOLUTION circuit and the drain in order to prevent back syphonage of the OUTFLOW path.

NOTE Since the drainage of the fluid is normally connected by the patient it is the responsibility of the manufacturer to warn the patient of the need for back syphonage protection and the patient's responsibility to ensure that it is done correctly.

201.7.9.2 Instructions for use

Additional subclause：

201.7.9.2.101

k）Descriptions about the behaviours of PD EQUIPMENT out of the NORMAL USE condition defined in its specification.

201. 7. 9. 3 Technical description

Additional subclause：

201. 7. 9. 3. 101

g）NOTE The manufacturer shall specify where and how the maximum pressure was obtained.

（9）液体泼洒试验要求增加了泼洒状态说明。

英文原文对照：

IEC 60601 − 2 − 39：2003：

44. 3 Spillage

Replacement：

The EQUIPMENT shall be so constructed that，in the event of spillage of liquids，no SAFE-TY HAZARD shall result.

IEC 60601 − 2 − 39：2007：

201. 11. 6. 3 Spillage on ME EQUIPMENT and ME SYSTEMS

Replacement：

The PD EQUIPMENT shall be so constructed，that in the event of spillage of liquids from the fluid reservoir or DIALYSING SOLUTION circuit set when positioned for NORMAL USE，no HAZ-ARDOUS CONDITION shall result.

（10）删除了对进液的专用要求（对应 IEC 60601 − 2 − 39：2003，44. 6）。

（11）透析液温度条款增加了测试条件要求。

英文原文对照：

IEC 60601 − 2 − 39：2003：

51. 101 DIALYSING SOLUTION temperature

a）If the EQUIPMENT includes a means of heating the DIALYSING SOLUTION，the EQUIP-MENT shall be provided with a PROTECTIVE SYSTEM，independent of any temperature control system，which prevents the DIALYSING SOLUTION from reaching a temperature greater than 41℃ measured at the PATIENT end of the APPLIED PART.

IEC 60601 − 2 − 39：2007：

201. 12. 4. 101 DIALYSING SOLUTION temperature

a）If the PD EQUIPMENT includes a means of heating the DIALYSING SOLUTION，the PD EQUIPMENT shall be provided with a PROTECTIVE SYSTEM，independent of any temperature control system，which prevents the DIALYSING SOLUTION from reaching a temperature greater than 41°C measured at the patient end of the applied part. This measurement may be taken at an alternative location but shall be demonstrated to be less that 41°C at the point of infusion to the patient.

NOTE It is not practical to measure the temperature at the patient connection.

（12）引流条款仅对治疗期间的任何时候有效。

英文原文对照：

IEC 60601 – 2 – 39：2003：

59.102 OUTFLOW

OUTFLOW shall be available at all times.

IEC 60601 – 2 – 39：2007：

201.15.4.102 OUTFLOW

OUTFLOW shall be available at all times <u>during a therapy.</u>

<u>NOTE From time to time during the procedure it might be necessary to restrict the outflow for short periods of time to complete certain steps such as set-up and prime before the patient is connected.</u>

（13）增加了对 IEC 60601 – 1 并列标准适用情况的说明。

英文原文对照：

IEC 60601 – 2 – 39：2007：

202 Electromagnetic compatibility-Requirements and tests

IEC 60601 – 1 – 2：2007 applies, except as follows：

202.3.18

Addition：

NOTE A PD EQUIPMENT is not considered to be a LIFE-SUPPORTING EQUIPMENT or SYSTEM as defined in 3.18 of IEC 60601 – 1 – 2：2007, since a premature termination of the dialysis treatment is not likely to lead to serious injury or death of a PATIENT.

203 General requirements for radiation protection in diagnostic X-ray equipment

IEC 60601 – 1 – 3：2008 does not apply.

206 Usability

IEC 60601 – 1 – 6：2006 applies.

208 General requirements, tests and guidance for alarm systems in medical electrical equipment and medical electrical systems

IEC 60601 – 1 – 8：2006 does not apply.

209 Requirements for the reduction of environmental impacts

IEC 60601 – 1 – 9：2007 applies.

210 Process requirements for the development of physiologic closed-loop controllers

IEC 60601 – 1 – 10：2007 applies.

五、与有关现行法律法规和其他相关标准的协调性

《医用电气设备》标准包括两部分："第1部分：安全通用要求""第2部分：安全专用要求"。

GB 9706.39—2008 是第 2 – 39 部分腹膜透析设备的安全专用要求，以 GB 9706.1—

2007《医用电气设备 第1部分：通用安全要求》为依据，再根据腹膜透析设备的特点进行补充、修改。

YY 1274—2016《压力控制型腹膜透析设备》和 YY 1493—2016《重力控制型腹膜透析设备》主要引用 GB 9706.1、GB 9706.39、GB/T 13074、GB/T 14710、GB/T 191、GB/T 9969 等，规定相关条款应符合引用标准的要求。其作为行业标准，与已实施的安全专用标准 GB 9706.39—2008 配套使用，互为补充和完善，不存在行业重叠、交叉和协调问题。

六、标准实施过程中遇到的常见问题及对策

GB 9706.39—2008 中"51.101 透析液温度"条款要求：若设备包括有一个透析液的加热装置，则设备应配备一个独立于任何温度控制系统之外的防护系统，以防止透析液在应用部分患者端测得的温度超过41℃。

在日常检验中发现多个腹膜透析设备的温度防护系统未完全独立于温度控制系统。建议在产品设计、研发初期阶段，将设备设计为双核系统，一个进行控制、一个进行防护；或者防护系统仅为物理防护，不与控制系统共用芯片。

七、企业使用标准应注意的问题

腹膜透析设备是通过管路直接把透析液输入患者腹腔，接触人体，故必须控制好消毒、灭菌、泵的压力和透析液温度，应有双重防护系统，当出现异常时应有声、光报警，提示操作人员采取必要措施及时调整，减少腹膜炎及其他并发症，保证患者安全。报警系统应符合标准 YY 0709—2009《医用电气设备 第1-8部分：安全通用要求 并列标准：通用要求，医用电气设备和医用电气系统中报警系统的测试和指南》的相应要求。

注：IEC 60601-2-39：2007 中规定 YY 0709—2009 不适用，而在 IEC 60601-2-39：2018 中对报警系统做出了补充规定。

腹膜透析设备根据实现透析液灌入和引流的方式不同，可分为压力控制型和重力控制型。压力控制型通过压力的作用，直接利用机械泵控制液体的流动，或者利用气泵改变容器的体积从而实现液体的流动，易出现管路压力过大及过量引流的危险。重力控制型利用重力的原理，通过控制透析液袋、患者、废液袋之间的高度差，实现液体的灌入和引流，由于无其他动力源，无法实现快速灌入且可能出现引流不足。

过量引流是有一定风险的，可能导致腹腔负压、患者生理平衡失调及疼痛不适。判断是否为过量引流与灌入量、超滤量密切相关，然而超滤量的个体差异极大，无法确定。过量引流直接反映的生理体征为腹腔压下降、出现腹腔负压，因此设备应有监控透析液管路压力、空气进入防护、管路阻塞保护等措施，以保证不会出现过量引流。

八、标准适用范围及其条款解读

（一）标准适用范围

三份标准均适用于拟供医务人员使用或在医疗专家监督下使用的腹膜透析设备，包括在医院中使用或在家庭环境下使用由患者操作的设备，不适用于透析液、透析液管路和计

划仅用于连续性非卧床式腹膜透析的设备。

（二）GB 9706.39—2008 主要条款解读

📖 条款

19.4 试验

h）患者漏电流的测量

增加：

12）患者漏电流测量点应在透析液管路和腹腔导管的连接处。测试期间，透析液应流过透析液管路。所提供的设备应按照制造商申明的预期使用充分配置。

☞条款解读

考虑到设备在实际使用中，透析液必定与患者的腹腔接触，因此患者漏电流测量点必须在透析液管路和腹腔导管的连接处。测试期间，透析液必须流过透析液管路。

📖 条款

44.3 液体泼洒

代替：

设备应设计成倘若发生液体泼洒也不会导致安全方面的危险。

通过下述试验来检验是否符合要求：

设备置于正常使用位置，往设备的顶部表面倒 3L 透析液，持续倾倒液体的时间应大于 15s。

试验后立即进行的检查应表明，有可能进入到设备内部的透析液并未弄湿可能引起安全方面的危险的部件。若有疑问，应进行《通用标准》第 20 章所规定的电介质强度试验。

☞条款解读

测试液体规定使用透析液，主要考虑到设备在实际使用当中所接触到的液体是透析液，同时在进行腹膜透析治疗时，使用透析液的量较大，因此测试方法中规定往设备的顶部倾倒 3L 的透析液，而不是通用标准中规定的 200mL。

📖 条款

51.101 透析液温度

a）若设备包括有一个透析液的加热装置，则设备应配备一个独立于任何温度控制系统之外的防护系统，以防止透析液在应用部分患者端测得的温度超过 41℃。

b）防护系统的运作应实现下列安全条件：

——停止向患者输送透析液；

——触发声和光的报警。

注：声报警可按制造商的规定适当延迟。

通过测量透析液在应用部分患者端的温度，来检验是否符合要求。该试验应在最不利的输液条件下进行。

☞条款解读

对于超温的危险防护，主要参考 GB 9706.2 中的相关要求。长期用高于体温的透析液会导致患者正热量平衡失衡，这与生理反应是联合在一起的。体温升高，会导致皮肤灌注增加，紧接着，会经常发生血压下降等情况。当温度高于46℃时，会引起溶血现象。测量位置选择应用部分患者端，并应在最不利的输液条件下进行，这是为了模拟患者实际使用时最恶劣的情况。

📖条款

51.102 压力

若设备包括有一个专门用于协助把透析液输入患者腹腔的泵，则该泵应能防止产生超过制造商规定的最大正压。

若设备包括有一个专门用于协助患者排出已使用过的透析液的泵，则该泵应能防止产生超过制造商规定的最大负压。

注：过压可能会引起腹膜损伤。

通过查阅随机文件和功能检验来验证是否符合要求。

☞条款解读

主要考虑到泵所产生的压力在超出制造商规定的范围时，有可能对患者的腹膜造成一定的损伤，因此规定了如设备含有该类型的泵时，必须能防止超压的出现。

📖条款

51.103 空气进入

a）若设备包括有一个专门用于协助把透析液输入患者腹腔的泵，则设备应配备一个用于防止空气被泵入腹腔而引起安全方面的危险的防护系统。

注：少量的空气，例如透析液中有个别气泡，并不被看作是腹膜透析中存在的安全隐患。

b）防护系统的动作应能阻止空气进入应用部分，或应实现下列安全条件：

——停止泵运转；

——触发声和光的报警。

通过查阅随机文件和功能检验来验证是否符合要求。

☞条款解读

对于空气进入的防护，主要是防止当透析液灌注完以后，透析液输入泵将大量的空气泵入患者的腹腔，从而造成危险。

📖条款

51.104 透析液过量灌注

a）设备应配备一个防护系统，以防止因把过量液体输入患者腹腔而引起安全方面的危险。

b) 防护系统的运作应实现下列安全条件：

——停止向患者输送透析液；

——触发声和光的报警。

通过查阅随机文件和功能检验来验证是否符合要求。

☞条款解读

对于透析液超灌的防护，主要是防止透析液输入泵将超过制造商规定的透析液量泵入患者腹腔内，对患者的腹腔造成损坏。

📖 条款

51.105 防护系统

本专用标准要求的任何防护系统的故障，应在治疗开始就让操作人员显而易见。

通过查阅随机文件和功能检验来验证是否符合要求。

☞条款解读

本专用标准中对防护系统的要求，主要参考 GB 9706.2 中的相关要求。在腹膜透析治疗前，对每个防护系统进行故障检测，以防止在治疗过程中因防护系统的失效或故障对患者造成伤害。

📖 条款

59.101 透析液管路指南

若透析液管路安装不正确，可能会对患者产生安全方面的危险。应提供方法以确保透析液管路与设备的正确连接。

通过检查来检验是否符合要求。

☞条款解读

透析液管路的正确安装，是对患者安全地进行腹膜透析治疗的基本保证，也是对其他防护系统有效性的一种保证。因此，设备必须提供方法以确保透析液管路与设备的正确连接。

📖 条款

59.102 引流

应任何时候都可以进行引流。

通过功能试验来检验是否符合要求。

☞条款解读

此条款是考虑到设备在任何故障状态或其他状态时，能将留置在患者腹腔中的透析液排出体外，防止透析液在患者腹腔中留置时间过长，对患者的腹腔造成伤害。

（三）YY 1274—2016、YY 1493—2016 主要条款解读

📖 条款

【YY 1274—2016】

5.2 透析液温度

5.2.1 温度控制

透析液温度控制范围和精度应符合制造商的规定。

5.2.2 超温防护

5.2.2.1 设备应有高低温防护，防护动作误差应符合制造商的规定。

5.2.2.2 超出防护限值时，设备应停止透析液的灌入。

6.2 透析液温度试验

6.2.1 温度控制试验

调节透析液温度至控温范围的高、中、低三点，往透析液袋中加入制造商规定温度的液体（例如，水）。2h后，用精度优于设备标称精度的温度测量仪，测量灌入管末端的温度，计算出测量值与设定值之差。

6.2.2 超温防护试验

模拟高低温防护温度，观察设备是否有防护及相应动作，并用精度优于设备标称精度的温度测量仪，测量灌入管末端的温度，计算出防护动作时测量值与预置值之差。

【YY 1493—2016】

4.2 透析液温度

4.2.1 温度控制

透析液温度控制范围和精度应符合制造商的规定，并应在随机文件中说明。

4.2.2 超温防护

4.2.2.1 设备应有高低温防护，防护动作误差应符合制造商的规定。

4.2.2.2 超出防护限值时，设备应停止透析液的灌入。

5.2 透析液温度试验

5.2.1 温度控制试验

查阅随机文件，调节透析液温度至控温范围的高、中、低三点，往透析液袋中加入制造商规定温度的液体（例如：水）。温度稳定后，用精度优于设备标称精度的温度测量仪，测量灌入管末端的温度，应符合4.2.1的规定。

5.2.2 超温防护试验

模拟高低温防护温度，观察设备是否有防护及相应动作；并用精度优于设备标称精度的温度测量仪，测量灌入管末端的温度，应符合4.2.2的规定。

☞条款解读

透析液加热方式多为板式加热，且敞露在外，易受环境干扰，温度波动较大。对于温度精度的要求，本标准仅验证符合制造商的要求，不作具体规定。

透析液温度异常，会造成患者不适、心律失常及内脏血管收缩等，影响透析效果。对

于41℃超温所造成的危险，GB 9706.39 中有明确的规定，所以本标准不重复要求。本标准仅要求高低温防护功能。

📖 条款

【YY 1274—2016】

5.3 透析液容量

设备在标称的透析液灌入容量范围内，其灌入量允许误差应符合制造商的规定。

6.3 透析液容量试验

在标称范围内，分别设定灌入量高、中、低三点，采用标准量具或电子秤测量灌入量，与设定值相比，计算出测量值与设定值之差。

【YY 1493—2016】

4.3 透析液容量

设备在标称的透析液灌入容量范围内，其灌入量允许误差应符合制造商的规定。

5.3 透析液容量试验

在标称范围内，分别设定灌入量高、中、低三点，采用标准量具或电子秤在制造商规定的高度测量灌入量，与设定值相比，应符合4.3的规定。

☞ 条款解读

透析液灌入量较低时，只会产生透析效果下降的情况，无更大危害。而一般成人能承受的一次性最大透析液量可达3L。并且，低量灌入和普通灌入对精度的要求也不一样。因此，对于透析液容量精度的要求，本标准仅验证符合制造商的要求，不作具体规定。

📖 条款

【YY 1274—2016】

5.4 透析液管路压力

5.4.1 制造商应规定并在随机文件中说明正常工作时允许的透析液管路压力范围，压力范围不得超过 –10.7kPa（–80mmHg）～ +10.7kPa（+80mmHg）；

5.4.2 设备正常工作时，透析液管路压力应在制造商规定的范围内。

6.4 透析液管路压力试验

检查随机文件，并人为改变透析液管路压力，用标准压力计测量。

☞ 条款解读

患者腹内压过高，会造成腹膜损伤，引起不适，甚至导致胸腔积液、疝、腰背痛等并发症。对于最大灌入正压和最大引流负压的防护，GB 9706.39 中有明确的规定，所以本标准不重复要求。

关于正常工作时透析液管路压力允许的极限值，最好根据 CAPD 治疗期间由重力引起的压力梯度来确定。CAPD 治疗时，透析液袋与患者、患者与废液袋之间的高度差一般介于 0.8～1.0m，根据压强的计算方法可以得出，灌入/引流时，透析液管路患者端的压力在 ±60～ ±80mmHg。

📖 条款

【YY 1493—2016】

4.4 称重装置

设备称重装置的测量范围应不小于0kg～3kg，测量误差应为±10g或标称值的±1%，二者取绝对值大者。

5.4 称重装置试验

在空置及挂上（放置）标称范围的中间值、最大值的标准砝码时，称重装置的读数应符合4.4的规定。

☞条款解读

称重装置精度直接影响透析液灌入量和引流量的精度。此外，重力控制型腹膜透析设备没有泵组件，因此其过量灌入防护和引流不足防护全靠称重装置来实现，必须保证相应的精度，否则可能会造成患者过量注入（IIPV）。尤其对于低注入量的小儿患者，可能会由于误差过大引起IIPV。当前重力控制型腹膜透析装置使用的重量传感器量程广、精度高，考虑到一般成人能承受的一次性最大透析液量可达3L，且评估了市面已有腹透机的称重量程和精度，因此本标准规定称重装置的测量范围应不小于0～3kg、测量误差应为±10g或标称值的±1%，二者取绝对值大者。

📖 条款

【YY 1274—2016】

5.5 过量灌入防护

设备应具有防护措施以防止透析液的过量灌入。

6.5 过量灌入防护试验

查阅随机文件和风险管理文档。

【YY 1493—2016】

4.5 过量灌入防护

4.5.1 设备应具有防止透析液过量灌入的功能，灌入量防护限值应符合制造商的规定。

4.5.2 超出防护限值时，设备应停止透析液的灌入。

5.5 过量灌入防护试验

人为改变灌入量，来模拟过量灌入，观察设备是否有防护及相应动作，应符合4.5的规定。

☞条款解读

过量的透析液灌入，会引起患者腹腔压力增大，造成腹腔内高压。

通过对多个企业产品的功能分析，设备对过量灌入有多重防范措施，例如压力监控、空气防护、管路阻塞保护、精确的平衡腔控制容量、0周期引流等，且无良好的试验方法可以模拟过量灌入。因此，对于过量灌入防护，本标准仅规定设备应具有防护措施以防止透析液的过量灌入，通过查阅随机文件和风险管理文档来判定是否符合要求。

📖 条款

【YY 1274—2016】

5.6 引流不足防护

5.6.1 设备应具有防止透析液引流不足的功能，最小引流量应符合制造商的规定。

5.6.2 超出防护限值时，设备应停止进入下一轮灌入阶段。

6.6 引流不足防护试验

人为改变引流量，来模拟引流不足，观察设备是否有防护及相应动作。

【YY 1493—2016】

4.6 引流不足防护

4.6.1 设备应具有防止透析液引流不足的功能，引流量防护限值应符合制造商的规定。

4.6.2 超出防护限值时，设备应停止进入下一轮灌入阶段。

5.6 引流不足防护试验

人为改变引流量，来模拟引流不足，观察设备是否有防护及相应动作，应符合4.6的规定。

☞ 条款解读

长期引流不足会造成大量透析液滞留于患者腹腔内，腹压失衡，患者出现不适。引流流速过低，引流泵故障，管路移位、压折，患者体位不佳，反超滤，临床因素等均可能造成引流不足。对于持续循环腹膜透析、潮汐腹膜透析等，除周期最末次引流外，每次引流量可能都小于灌入量。本标准仅验证符合制造商的要求，不规定具体最小引流量限值。

📖 条款

【YY 1274—2016】

5.7 空气进入防护

设备应配有一个防止空气被泵入腹腔而引起安全方面危险的防护系统，并能实现：

a）应能阻止空气进入体内；或

b）灌入时，当管路中累积空气量达到制造商规定限值时，应停止透析液的灌入。

6.7 空气进入防护试验

通过结构检查，及在灌入阶段手动注入空气进入透析液袋端管路并观察设备动作。

☞ 条款解读

腹膜透析不同于血液透析，只是将透析液灌入腹腔内，不是直接与血液接触。因此，YY 0054 中该条款规定的累积空气量限值不适用于本标准。

对于累积空气量限值，本标准仅验证符合制造商的要求，不作具体规定。

📖 条款

【YY 1274—2016】

5.8 管路阻塞保护

设备的液体管路出现阻塞时，应有声光报警，并停止透析液灌入。

6.8 管路阻塞保护试验

阻断灌入管/引流管并保持5min，观察设备是否有防护及相应动作。

【YY 1493—2016】

4.7 管路阻塞保护

设备的液体管路在灌入和引流期间出现阻塞时，应有视觉报警信号和听觉报警信号。

5.7 管路阻塞保护试验

在灌入及引流状态下，阻断灌入管/引流管并保持5min，观察设备是否有防护及相应动作，应符合4.7的规定。

☞条款解读

引起管路阻塞的原因有很多，如导管扭结、抗凝素不够、导管插入处网膜组织粘连、导管移位、腹膜炎等。若能尽早察觉管路阻塞现象，有利于及时采取处理措施，防止其他并发症出现。

📖条款

【YY 1274—2016】

5.9 网电源供电中断

设备在网电源供电中断的情况下，应能实现下列功能：

——自动关闭所有液体通路；

——如果30min内恢复供电，从停止处重新恢复治疗；

——如果30min后未能恢复供电，终止治疗并发出声报警。

6.9 网电源供电中断试验

实际操作检验，并用秒表计时。

【YY 1493—2016】

4.8 网电源供电中断

设备在网电源供电中断的情况下，应能实现下列功能：

——自动关闭所有液体通路；

——如果30min内恢复供电，从停止处重新恢复治疗；

——如果30min后未能恢复供电，触发听觉报警信号。

5.8 网电源供电中断试验

实际操作检验，并用秒表计时，应符合4.8的规定。

☞条款解读

腹膜透析不同于血液透析，并不是持续地循环透析液，也不会对体液进行引出和输回，只是将透析液灌入腹腔内，留置一段时间进行交换后再引出。此外，APD多用于夜间循环治疗，此时患者处于熟睡状态，一旦出现网电源中断现象，并不会立即对患者造成危害。但若长时间未恢复供电，可能会造成治疗未达到预期效果或透析液在体内滞留时间过长。

📖 条款

【YY 1493—2016】

4.9 夹管阀

设备夹管阀打开、闭合应灵活可靠，闭合状态时被夹管路中不应有液体流动。

5.9 夹管阀试验

实际操作检验，并用制造商规定的液袋管路充满水，置于夹管阀中，模拟夹管阀闭合，保持5min，液袋重量应无明显变化，应符合4.9的规定。

☞条款解读

灌入夹管阀或引流夹管阀闭合不良，可能会造成过多液体留腹，或者透析不完全，或者未加热完成的透析液进入腹腔等，造成透析效果低下、患者不适甚至出现并发症。本条款用于验证夹管阀打开、闭合的灵活可靠性。

九、标准验证、试验方法、关键批示的基础解释

三份标准在验证过程中，严格按照标准内容以及试验方法进行，没有偏离标准的地方。

YY 0645—2018 解读

一、基本情况

（一）产品简介

YY 0645—2018《连续性血液净化设备》行业标准主要涉及具有连续性血液净化功能的医疗设备，此类设备与灌流器、滤过器、透析器、血液管路和穿刺针等耗材配合使用，临床适用于对急慢性肾功能衰竭、多脏器衰竭、各种毒物中毒、肝衰竭、免疫性疾病等患者的连续性血液净化治疗。

连续性血液净化（Continuous Blood Purification，CBP）是指所有连续、缓慢清除水分和溶质的治疗方式的总称。1995年，第一届国际连续性肾脏替代治疗会议将这一技术命名为连续性肾脏替代治疗（Continuous Renal Replacement Therapy，CRRT）。CRRT的定义是采用每天连续24小时或接近24小时的一种连续性血液净化疗法以替代受损肾脏功能。目前连续性血液净化设备使用范围越来越广，除了传统的肾内科、急诊科和重症监护病房（Intensive Care Unit，ICU），还包括肝胆科、烧伤科、肿瘤科等。通过联合CRRT与二氧化碳清除器或氧合器使用，对抢救新型冠状病毒肺炎患者有较好的效果。

（二）临床应用情况

近年来，CRRT技术日趋成熟，其临床范围远远超过了肾脏替代治疗领域，已经从最初的治疗目的——提高重症急性肾功能衰竭（ARF）的疗效，扩展到各种临床上常见危重病例的急救，已走出肾脏替代治疗的局限性，这一技术在ICU中得到了普遍使用。

连续性血液净化技术分为以下几种：

1. 连续性动脉—静脉血液滤过（Continuous Arterio-Venous Hemofiltration，CAVH）

CAVH是利用人体动静脉之间压力差作为体外循环的驱动压力，通过超滤作用清除过多的水分，以对流原理清除大、中、小分子溶质。CAVH具有自限性超滤（动脉压力下降，超滤就会自动减少）、持续性（24小时持续进行）、稳定性（对血流动力影响小）和简便性（可在床旁边直接进行）。根据原发病的治疗需要补充置换液。但是这项技术不足之处是对溶质的清除能力有限，最大超滤量仅在12～18L/24h，尿素清除量不超过18L/24h。由于重症ARF患者往往伴有高分解代谢，不能达到充分透析及满意治疗的目的。此外，CAVH在严重低血压、血流动力不稳定者中应用受到严重限制，循环功能不良或滤器凝血常被迫终止治疗，或因超滤减少使治疗失败。CAVH通常是不用血泵的，必须进行股动脉及股静脉置管，股动脉置管并发症发生率高。

2. 连续性静脉—静脉血液滤过（Continuous Veno-Venous Hemofiltration，CVVH）

CVVH清除溶质的原理与CAVH相同，不同之处是采用中心静脉留置单针双腔导管建立血管通路，应用血泵驱动进行体外血液循环，因此也有人称其为血泵驱动辅助的连续性静脉—静脉血液滤过。CVVH 后稀释法输入置换液，尿素清除率可达 36L/24h。

3. 连续性动脉—静脉血液透析（CAVHD）及连续性静脉—静脉血液透析（CVVHD）

CAVHD 仍然是利用人体动静脉之间压力差驱动血液循环，溶质转运主要依赖于弥散及少量对流。当透析液流量为 15mL/min（此量小于血液量）时可使透析液中全部小分子溶质呈饱和状态，从而使血浆中的溶质通过弥散机制清除。尿素清除率可从 CAVH 的 9.5mL/min 增加至 23mL/min，当透析液流量增至 50mL/min 左右时，溶质的清除可进一步提高，超过此值清除率不再提高。

4. 连续性动脉—静脉血液透析滤过（CAVHDF）及连续性静脉—静脉血液透析滤过（CVVHDF）

CAVHDF 也是在 CAVH 的基础上发展起来的，加做透析以弥补 CAVH 对氮质清除不足的缺点。CAVHDF 溶质转运机制已非单纯对流，而是对流加弥散，不仅提高了小分子物质的清除率，而且能有效清除中、大分子物质，溶质清除率提高 40%。CVVHDF 是在 CVVH 的基础上发展起来的，溶质的清除原理与 CAVHDF 完全相同，不同之处是采用静脉—静脉建立血管通路，应用血泵驱动血液循环。

5. 缓慢连续性超滤（Slow Continuous Ultrafiltration，SCUF）

SCUF 主要原理是以对流的方式清除溶质和水分，也是 CAVH 的一种类型。不同点是不补充置换液，也不用透析液，对溶质的清除不理想，不能保持肌酐在可接受的水平，有时不需要加用透析治疗。

6. 高容量血液滤过（High Volume Hemofiltration，HVHF）

1992 年，Groorendorst 在实验研究中发现，在连续性血液滤过治疗中，增加超滤量能改善注射内毒素动物的血流动力，但是还没有人类应用该技术防止败血症休克的报道。有人用随机对照试验证明，败血症休克患者在血液滤过（Hemofiltration，HF）中输入置换液速度可达 6L/h，如果持续进行 CVVH，每天输入置换液 50L，则称为 HVHF。

连续性血液净化技术除了以上 6 种外，还有连续性血浆吸附滤过（CPFA）、连续性高流量透析（CHFD）等。

（三）市场使用情况、生产企业情况

国外生产该设备的厂家有美国百特、德国费森尤斯、德国贝朗、日本旭化成、日本可乐丽等，我国生产企业主要包括重庆山外山、北京健帆等厂家。

二、标准编制说明

（一）标准编制原则

YY 0645—2018《连续性血液净化设备》的编制格式按照 GB/T 1.1—2009《标准化工作导则　第 1 部分：标准的结构和编写》的要求进行。

（二）标准主要内容

YY 0645—2018《连续性血液净化设备》的主要内容有术语和定义、分类与标记、要求、试验方法、标志、使用说明书和包装、运输、贮存等。其中连续性血液净化设备的关键技术要求为：流量监控、设备脱水误差、设备液体平衡误差、温度控制、压力监控系统、网电源供电中断、空气进入防护系统、漏血防护系统、称重计等。

三、与有关现行法律法规和其他相关标准的协调性

YY 0645—2018《连续性血液净化设备》主要引用 GB/T 191、GB 9706.1、GB 9706.2、GB/T 9969—2008、GB/T 13074、GB/T 14710—2009、YY/T 0466.1、YY 0709 等国家标准及行业标准，规定相关条款应符合引用标准的要求。

四、标准适用范围及其条款解读

（一）标准名称的确定

本标准名称确定为《连续性血液净化设备》，是因为该类设备的功能除了传统连续性肾替代治疗（CRRT）外，还能够进行肝替代等多种器官的替代治疗。因为疗法的多样性和未来发展空间的广阔性，所以该类设备在国内外还没有统一的名称。该设备的特点是能够持续性进行治疗，一般临床上将能连续运行 24h 以上的、通过血液滤过或透析等方法实现血液净化功能的设备称为连续性血液净化设备（参见季大玺主编的《连续性血液净化设备》），所以该标准的名称定为《连续性血液净化设备》。

（二）标准适用范围

本标准规定了连续性血液净化设备的术语和定义、分类与标记、要求、试验方法、标志、使用说明书和包装、运输、贮存。

本标准适用于连续性血液净化设备（以下简称设备）。该设备不带置换液或透析液配制功能，且可用于连续进行 24h 以上的血液滤过等血液净化治疗。

本标准不适用于水处理装置、腹膜透析设备、仅具有血液灌流模式的设备、仅具有血浆治疗模式的设备、血液透析设备、其他带有置换液或透析液配制功能的设备。

（三）标准条款解读

📖 条款

3. 术语和定义

GB 9706.2 和 GB/T 13074 界定的以及下列定义适用于本文件。

3.1 脱水量 fluid removal

设备在给定的时间内，总出液量与总入液量之间的差值。

3.3 设备液体平衡误差 equipment fluid balancing error

脱水量为零的情况下，设备在给定的时间内，实际总出液量与总入液量之间的差值。

☞条款解读

由于在不同的治疗模式下，总出液量和总入液量的组成成分各不相同，因此，本版标准不再对总出液量和总入液量的具体组成成分进行规定。

📖 条款

4．分类与标记

设备的主要治疗模式包括：

a）连续性静—静脉血液滤过（continuous venovenous hemofiltration，CVVH）；

b）连续性静—静脉血液透析（continuous venovenous hemodialysis，CVVHD）；

c）连续性静—静脉血液透析滤过（continuous venovenous hemodiafiltration，CVVH-DF）；

d）缓慢连续超滤（slow continuous ultrafiltration，SCUF）；

e）高容量血液滤过（high-volume hemofiltration，HVHF）；

f）连续性血浆滤过吸附（continuous plasmafiltration adsorption，CPFA）。

☞条款解读

该分类与标记主要参考了《血液净化标准操作规程2010版》（人民军医出版社2010年版）。

📖 条款

【要求】

5.2.1 血泵流量

在标称范围内误差不超过设置值的±10%。

5.2.2 透析液泵流量

在标称范围内误差不超过设置值的±10%。

5.2.3 置换液泵流量

在标称范围内误差不超过设置值的±10%。

【试验方法】

6.2.1 血泵流量试验

在设备上安装制造商随机文件中规定的血泵段，运转血泵至少30min后，往体外循环管路中接入温度为37℃的液体（例如，水）。在设备的标称范围内分别设置高、中、低（流量＞0mL/min）血泵流量，试验时把动脉压分别调节为 - 26.7kPa ± 6.5kPa（ - 200mmHg ± 50mmHg)和无调节状态，用精度优于1g的电子天平称量，秒表计时，测量3次，每次3min，记录每次的结果，其最大误差应符合5.2.1的要求。

6.2.2 透析液泵流量试验

按使用说明书规定的 CVVHD 或 CVVHDF 模式，往体外循环管路中接入液体（例如，水），用秒表计时，用精度优于1g的电子天平称量。先设置最大透析液泵流量，测量透析液泵流量30min，记录其测量结果；再设置最小透析液泵流量（若最小透析液泵流量为零，则设置该流量为最小非零流量），测量30min，记录其测量结果，应符合5.2.2 的要求。

6.2.3 置换液泵流量试验

按使用说明书规定的 CVVH 模式，往体外循环管路中接入液体（例如，水），设定脱水率至0mL/h（若无法实现，设定至最小值），分别设置最大置换液泵流量和最小置换液泵流量（若最小置换液泵流量为零，则设置该流量为最小非零流量），分别测量30min，记录其测量结果，应符合5.2.3的要求。

☞条款解读

各个泵的误差不超过设置值的±10%，主要是考虑了泵管材料疲劳、温度等各方面综合因素对血泵流量精度的影响。

血泵流量试验方法增加了试验时动脉压设置为 - 26.7kPa ± 6.5kPa（ - 200mmHg ± 50mmHg）的要求。该动脉压要求来源于 IEC 60601 - 2 - 16：2012，通过与国外的 IEC 起草人交流并由其提供的资料显示 - 200mmHg 在治疗过程中完全可以达到。试验方法中要求在全流量范围内都应符合 ±10% 的误差要求，该要求比 IEC 60601 - 2 - 16：2012 更为严格。

其他泵的试验方法没有像血泵一样作详细要求，主要是由于其他泵的精度除了由泵本身控制外，还通过独立于泵控制系统外的其他系统进行了监视（例如天平）。

📖 条款

【要求】

5.2.4 肝素泵流量

5.2.4.1 在标称范围内误差为 ±0.2mL/h 或读数的 ±5%，二者取绝对值大者。

5.2.4.2 当肝素剂注入完毕时，设备应发出听觉和视觉报警信号。

5.2.4.3 当肝素的推注受到阻塞时，设备应发出听觉和视觉报警信号。

【试验方法】

6.2.4 肝素泵流量试验

6.2.4.1 在标称范围内，将肝素泵的注射速率调至最大、中间档和最小档（流量 > 0mL/h），测量一个注射周期或30min（最小档时测量时间至少不小于4h），用精度为 1mg 的电子天平称量，记录其误差范围，应符合5.2.4.1 的要求。

6.2.4.2 将肝素泵的注射速率调至任意一点，观察其注射完毕时的动作，应符合5.2.4.2 的要求。

6.2.4.3 人为使肝素泵的推注受阻，观察设备的动作应符合 5.2.4.3 的要求。

☞条款解读

由于目前使用的抗凝方式有多样，不同的抗凝剂所使用的泵不同。因此，本条款对 YY 0645—2018《连续性血液净化设备》中对应的泵名称进行了修正。另外，根据临床的需求，增加了对肝素泵阻塞检测的要求。

📖 条款

【要求】

5.4 设备液体平衡误差

5.4.1 设备液体平衡误差不超过 ±50mL/h。

5.4.2 设备运行8小时的液体平衡累积误差不超过 ±100mL。

5.4.3 设备应有预防或防止置换液袋/透析液袋抽空的措施。

【试验方法】

6.4 设备液体平衡误差试验

6.4.1 设备液体平衡误差率试验

设脱水率为0mL/h，血液流量、超滤液、透析液或置换液流量为可设置范围的中间值，测量1h的液体平衡误差，分别测量3次，记录每次的结果，应符合5.4.1的要求。

6.4.2 设备液体平衡累积误差试验

设脱水率为0mL/h，血液流量、超滤液、透析液或置换液流量为可设置范围的中间值，测量并计算8h的液体平衡的累积误差，记录其结果，应符合5.4.2的要求。

6.4.3 置换液袋/透析液袋抽空报警试验

在CVVH治疗模式下模拟置换液袋/透析液袋抽空状态，观察设备的动作，应符合5.4.3的要求。

☞条款解读

根据目前的技术条件，增加对设备预防或防止置换液袋/透析液袋抽空措施的要求，例如为了预防抽空，通过计算提前发出换袋提示。

📖 条款

【要求】

5.5 温度控制

5.5.1 控温设置范围和精度应在使用说明书中规定。

5.5.2 控温精度应符合使用说明书中的规定。

【试验方法】

6.5 温度控制试验

6.5.1 控温设置范围和精度规定

查阅使用说明书，应符合5.5.1的要求。

6.5.2 控温精度试验

试验在环境温度为23℃~25℃范围内进行，按使用说明书规定的进液温度，设定透析液温度至最高、最低和37℃温度点，分别设置最大、中间及最小透析液流量，待温度至稳定状态，以不大于30s为间隔连续测量20min透析器入口处的透析液温度的最高值与最低值，与设置值进行比较，其精度应不超过使用说明书规定的范围。

试验在环境温度为23℃~25℃范围内进行，按使用说明书规定的进液温度，设定置换液温度至最高、最低和37℃温度点，分别设置最大、中间及最小置换液流量，待温度至稳定状态，以不大于30s为间隔连续测量20min体外循环管路连接处的置换液温度的最高值与最低值，与设置值进行比较，置换液温度的精度应不超过使用说明书规定的范围。

对于直接对血液进行加热的设备，试验在环境温度为23℃~25℃范围内进行，按使用说明书规定的加热器温度，设定加热器温度至最高、最低和37℃温度点，分别设置最大、中间及最小血液流量，待温度至稳定状态，以不大于30s为间隔连续测量20min与加热器接触部件血液温度的最高值与最低值，与设置值进行比较，血液温度的精度应不超过使用说明书规定的范围。

☞条款解读

增加了在液体流量标称范围内取中间值进行温度试验的方法。在标称范围最低的流量下，部分设备的设计使进入透析器入口处/体外循环管路连接处的液体温度已经接近于室温，导致整个试验过程中只有在高流量时测得的温度对检测加热器的性能有意义。

缩短温度测试时间是由于30min时间过长，在温度达到稳定时再进行30min试验可能已经到了设备需要换袋阶段，该阶段又会再一次引起温度波动，不利于试验的有效开展。

📖条款

【要求】

5.9 漏血防护系统

设备应有漏血防护系统，最大报警限值应小于或等于0.35mL/min（血液的HCT为32%）。

【试验方法】

6.9 漏血防护试验

测试应在最大的废液流量条件下进行。将红细胞比积已调节到0.32±0.02的新鲜人（牛）血按式（1）计算比例配制试验液。在CVVH模式下将废液流量调至最大状态，试验液以最大废液流量流过漏血探测器时观察设备的动作，应符合5.9的要求。

$$\mu = \frac{0.35\text{mL/min}}{Q} \quad\cdots\cdots\cdots\cdots\cdots\cdots\cdots\cdots\cdots\cdots\cdots\cdots (1)$$

式中：

μ——配制试验液的比例，即配制时0.32±0.02的新鲜人（牛）血与废液的体积比；

Q——设备最大废液流量，单位为毫升每分（mL/min）。

☞条款解读

漏血防护系统为每一台连续性血液净化设备的标准配置模块，该系统是为了防止患者由于漏血而造成失血方面的危险。因此，本标准增加了该系统的要求。

📖条款

【要求】

5.10 称重计

称重计的测量范围及测量精度应符合制造商的规定。

【试验方法】

6.10 称重计

使用标准砝码测量称重传感器标称范围内大、中、小三点的重量，记录设备屏幕显示值。比较显示值和砝码标准值，应符合5.10的要求。

☞条款解读

称重计是连续性血液净化设备最主要的部件，其精度直接影响最终液体的平衡及临床治疗效果，因此本标准增加称重计的要求。

参考文献

［1］王质刚．血液净化学［M］．北京：北京科学技术出版社，2003.

［2］葛斌．人体机能替代装置［M］．北京：科学出版社，2007.

［3］董培青．体外循环损伤与保护［M］．北京：人民卫生出版社，2007.

［4］国家食品药品监督管理总局．YY 0645—2018 连续性血液净化设备［Z］，2008.

［5］GB 9706.1—2007 医用电气设备　第 1 部分：安全通用要求［Z］，2008.

［6］GB 9706.2—2003 医用电气设备　第 2 - 16 部分：血液透析、血液透析滤过和血液滤过设备的安全专用要求［Z］，2003.

［7］IEC 60601 - 2 - 16 Medical electrical equipment—Part 2 - 16：Particular requirements for the basic safety and essential performance of haemodialysis, haemodiafiltration and haemofiltration equipment. Edition 4.0［Z］，2012.

附表 1 部分连续性血液净化设备主要参数

生产厂家	日机装	贝朗	费森尤斯	百特	北京健帆	贝而克	旭化成
型号	Aquarius	Diapact CRRT	multiFiltrate	Prismaflex	DX-10	EQUASmart	iQ21
液体加温	35℃～39℃	10℃～40℃	可至39℃	/	/	35℃～39℃	35℃～40℃
血流量	10～200mL/min 步进2mL 30～450mL/min 步距10mL	0～500mL/min	10～500mL/min	10～450mL/min	0mL/min, 15～220mL/min	5～450mL/min 5～10mL/min,步进1mL 10～50mL/min,步进2mL 50～450mL/min,步进5mL	1～250mL/min
动脉压	-250～300mmHg (滤器前压)	-400～650mmHg	-280～300mmHg	-250～300mmHg	-400～400mmHg	-350～50mmHg 步进5mmHg	-500～500mmHg
静脉压	-50～350mmHg	-400～650mmHg	-80～500mmHg	-50～350mmHg	-400～400mmHg	-50～350mmHg 步进5mmHg	-500～500mmHg
一级膜外压	-150～500mmHg (滤器前压)	-400～650mmHg	-60～520mmHg (跨膜压)	-50～450mmHg (滤器前线路压)	-400～600mmHg (血浆入口压)	0～300mmHg (滤器压降)	-500～500mmHg (血浆压/滤过压)
二级膜外压	-250～400mmHg (滤器后压)	100～350mmHg	0～750mmHg (滤器前压)	-350～400mmHg (废液线路压)	-400～600mmHg (弃浆出口压)	-500～500mmHg (血浆压)	-500～500mmHg (血浆入口压)
气泡检测	超声检测	超声检测	超声检测	超声气泡>20uL	超声检测	超声气泡>100uL	超声检测
漏血监测	每升血液漏血2～4mL	红色敏感	光学	≥0.5mL/min Hct32%	数字式光电	光学探测,敏感度：10mL超滤液中有0.1mL血液	光学

YY 0793.1—2010 解读

一、基本情况

（一）产品简介

YY 0793.1—2010《血液透析和相关治疗用水处理设备技术要求 第 1 部分：用于多床透析》是针对多床血液透析和相关治疗用水处理设备（以下简称水处理设备）的产品行业标准。水处理设备是血液透析治疗的重要组成部分，它是以反渗透膜为基础，配备相应的动力源，在适宜的反渗透压力下，经多层次过滤、去除离子和细菌，使其处理水达到血透用水的标准要求。

水处理设备临床应用中的基本工作原理是将市政用水作为原水输入，经过适宜的预处理去除粗杂质、余氯和有机物等物质，再经过反渗透系统去除溶解盐离子和低分子量有机物，然后经过后处理系统中的物理或化学方法和内毒素过滤方式杀灭处理水输送和贮存过程中可能产生的微生物和细菌内毒素，使处理水（终端用水）符合血液透析用水的标准要求。在后处理过程中，可选择物理消毒、化学消毒、热消毒、臭氧消毒等一种或多种组合方式，以去除设备运行中可能产生的微生物。工作原理详见图 1。

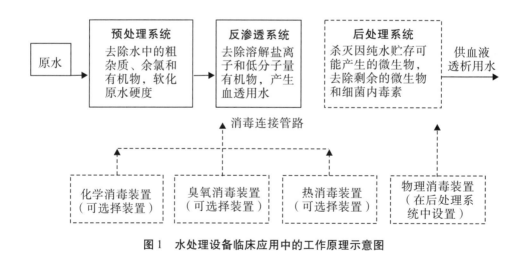

图 1　水处理设备临床应用中的工作原理示意图

水处理整套设备由预处理系统、反渗透系统、后处理系统（可选择）、消毒系统（可选择）、控制系统以及各配置部件间的连接管路组成。预处理系统是整套设备的必配部分。根据 YY 0793.1—2010 标准要求，预处理系统至少包括多介质过滤器、软化器、活性炭过滤器、保安过滤器。反渗透系统是水处理设备的核心部分。根据制水工艺需要，可选择设置一级或二级反渗透装置，也可以根据处理水水质需要设置去离子装置。后处理系统可根据供水工艺要求选择设置，一般由纯水箱、输送泵、紫外线消毒装置和内毒素过滤器组成。消毒系统是整套设备的可选择配置部分，可根据对设备的消毒工艺要求选择化学消毒、臭氧消毒方式，也可直接选择物理消毒方式（紫外线消毒或热消毒），应至少选择其中一种方式进行消毒，不同的消毒方式可以组合使用。设备的组成结构见图2。水处理设备安装完毕后，工作现场图见图3。

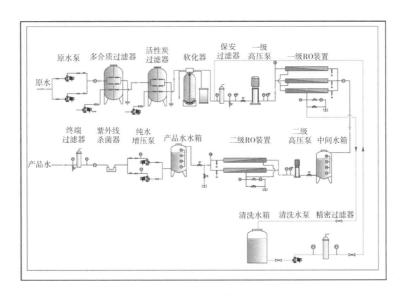

图2 设备组成结构示意图

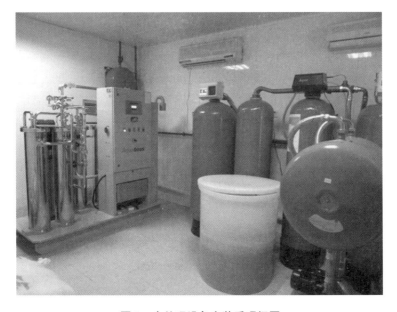

图3 水处理设备安装后现场图

（二）市场使用情况

血液透析是维持肾衰病人生命的有效手段，广泛应用于包括治疗急慢性肾功能衰竭、清除血液中有害溶质及维持人体的重要器官功能等。近年来，随着医保政策的完善，国内血液透析的需求量增势强劲，目前从省、市到县、区医院都迅速开展该项治疗服务。随着国家对医疗技术投入的加大，血液透析技术在我国得到了较快的发展，每年增速均在 11% 以上。同时，与之相配套的血液透析用水处理设备也被广泛应用于医疗卫生行业，如医院血液透析中心、急诊透析和家庭透析。由于水处理设备的广泛应用，其安全问题不容忽视。

根据科技文献、FDA 通报与媒体报道，1988 年美国费城氯氨事件导致 44 名患者住院，其中 10 人被送到急救室，幸而无人死亡。事故原因是系统用水量增加了，但仅将反渗透装置扩容 3 倍而炭滤器没有相应增加。1989 年在美国纽约州一个血液透析水处理设备中的超滤设备的叠氮化钠保养液没有被清洗掉，导致叠氮化钠从超滤装置中漏出，使 9 名病人受害，出现血压过低、视觉模糊、腹痛、头痛和失去知觉的症状。1996 年荷兰小岛 Curacao 因反渗透机故障导致 15 位透析患者因铝过高而死亡；同年巴西 Caruaru 因水处理设备不良导致蓝绿菌释放毒素，经透析液进入血液，引发急性肝衰竭造成透析患者死亡。1998 年 8 月香港媒体报道某医院洗肾中心因水处理设备例行消毒作业交班疏忽，未确认残余消毒液体浓度而进行透析，造成 3 名患者因消毒剂中毒而死亡。2001 年 ABC 新闻报道澳大利亚悉尼某透析中心人员因为不熟悉处理水供水回路配管路而误接未经过处理含氯氨的水源，导致 6 名病患因接触氯氨而必须进行输血治疗。上述事件是水处理设备本身的安全问题直接导致的重大事故，还有许多由于细菌及其副产物泄漏而使病人发烧或患菌血症死亡的病例。不管是硬件异常或人员疏忽，这些事件均说明了血液透析用液体安全的重要性。

国内虽然没有关于水处理设备或水质在血液透析过程中出现严重事故的公开报道，但是相关部门及机构对于国内医院透析中心水处理设备及水质的调查结果不容乐观。2003 年湖南省疾病预防控制中心对湖南省 14 个市（州）99 家医院的血液透析室采集血液透析用水，对钙、氯化物、氟化物、锌、钠等 22 个理化指标及致热原和细菌总数进行了检验，结果显示 99 家医院中血液透析用水卫生质量完全合格的只有 31 家，占 31.31%。2008 年浙江温州地区血液净化质量控制中心对温州地区 17 家透析中心水处理设备的维护情况及透析用水、透析液的配制和监测等情况进行初步调查，结果显示水处理设备设计与安装存在严重问题和安全隐患的有 4 家（23.53%）：1 家反渗水的贮水桶底部无排水口，存在消毒液残留的危险性；2 家反渗水管路无循环回路，存在无效腔；1 家因医院中央供应反渗水，无法进行总机器和管道的消毒。现场检测透析用水内毒素不合格的有 7 家（41.18%）；电导不正常的有 1 家（5.88%）；细菌培养不合格的有 1 家（5.88%）。目前所发现的状况很可能只是实际情况的冰山一角。

（三）国内外标准情况

美国：

1981 年，ANSI/AAMI 联合制定《血液透析系统》（RD 5：1981）对水处理设备要求进行了详细的论述。

1996 年《血液透析系统》拆分成《透析浓缩液》（RD 61：2000）、《血液透析用水处理设备》（RD 62：2001）和《血液透析系统》（RD 5：2003）三部标准。

2004 年 AAMI 编制了集水质、设备及操作规范为一体的专门用于指导医疗机构相关治疗的《血液透析液》（RD 52：2004）。

2007 年对 RD 52 进行了增补，增加针对家庭或急诊透析的 Amendment 1—Annex C。

加拿大：

1986 年加拿大起草了《血液透析的水处理设备和水质要求》，目前该标准已修订至 2003 版（CSA Z364：2003），成为体外循环技术 CSA 系列标准之一。

国际标准化委员会（ISO）：

2006 年国际标准化委员会开始着手水处理设备国际标准的起草工作，2008 年 2 月至 7 月在 23 个成员国内进行了意见征求，2009 年 4 月正式发布 ISO 26722《血液透析和相关治疗用水处理设备》标准，至此诞生了第一个关于血液透析用的水处理设备国际标准。

中国：

在 YY 0793 系列标准发布之前，国内长期以来不够重视血液透析用水处理设备，甚至出现过将水处理设备排除在医疗器械管理领域之外的情况。由于缺乏相关强制性统一标准，部分厂家通过将 GB/T 19249《反渗透水处理设备》、GB 9706.1《医用电气设备　第 1 部分：安全通用要求》和 YY 0572《血液透析和相关治疗用水》等标准进行简单组合，制定出企业标准，顺利拿到了注册证。准入门槛的低下在一定程度上扰乱了血液透析用水处理设备市场。

二、标准编制说明

（一）总体概述

本标准适用于制备多床血液透析和相关治疗用水的水处理设备，不适用于制备单床血液透析和相关治疗用水的水处理设备。涉及的水包括粉末制备浓缩液用水、透析液制备用水、透析器复用用水。

本标准所规定的水处理设备范围从市政（含自取）饮用水源进入设备的连接点到设备产水使用点之间的所有装置、管路及配件，包括电气系统、水净化系统、存储与输送系统及消毒系统等。不包括：浓缩液供液系统、透析液再生系统、透析浓缩物、血液透析滤过系统、血液滤过系统、透析器复用系统及腹膜透析系统等。

本标准主要规定了多床血液透析和相关治疗用水处理设备领域中所使用到的术语和定义，同时对该类型产品按要求进行了分类，详细描述了设备的各项技术要求，并结合技术要求制定了切实可行的试验方法，最后结合医疗器械标准的实用性、可操作性要求，增加了检验规则、设备标志和使用说明书的章条，并对包装、运输和贮存作出了详细的规定。

标准主体部分涵盖了处理水的微生物指标要求、化学指标要求、水处理设备要求、电气要求、材料要求、安装要求以及环境试验要求等方面。其中微生物指标要求和化学指标要求主要引用了透析用水水质的相关行业标准。水处理设备的要求作为标准的核心内容，从设备组成结构上进行了分类，主要包括对水处理设备总体要求、处理工艺要求、净化系统要求、存储与输送系统要求以及消毒系统要求。

（二）编制原则

本标准是在参照国际标准 ISO 26722《血液透析和相关治疗用水处理设备》、美国标准《血液透析用水处理设备》（RD 62：2001）及加拿大标准《血液透析的水处理设备和水质要求》（CSA Z364：2003）的基础上，结合我国各地的原水质量、国内水处理设备企业的制造能力、医院临床的实际使用状况及监管部门对目前在用血液透析用水处理设备的检查情况等各个方面的信息，编制而成的符合我国国情的血液透析用水处理设备行业标准。

本标准的结构和编写规则严格遵照 GB/T 1.1—2000《标准化工作导则　第 1 部分：标准的结构和编写规则》的要求执行，标准中的技术要求的选择和确定按照 GB/T 1.2—2002《标准化工作导则　第 2 部分：标准中规范性技术要素内容的确定方法》的原则执行，标准中涉及的医疗器械标准的细节内容按照《医疗器械注册产品标准编写规范》的规定进行编写。

（三）制定标准的目的及意义

血液透析用水处理设备主要功能是将市政用水经过处理后达到相关标准要求，为血液透析治疗提供稳定可靠、符合要求的处理水。如果水处理设备质量得不到控制，易引发透析过程的非正常供水中断，对透析过程造成严重影响，而且处理水中所含的有害物质会影响透析液电解质浓度，甚至对血液透析设备造成损坏。此外，由于透析治疗过程需用大量的水，常规患者每周接触 300~400L 水，透析膜对透析液中的有毒物质不具备选择性，如果处理水水质不符合标准要求，有害物质会通过透析膜扩散进入病人血液内，将导致患者出现败血症、热源反应、硬水综合征、慢性贫血、神经系统损害、透析性骨病以及透析性脑病等各种近期或远期并发症。一旦设备在消毒过程中出现严重故障，将可能导致透析事故，严重威胁患者的健康。作为血液透析用水处理设备，其设计、制造、安装、维护是否符合规范将直接对处理水产生影响。如果不对设备及水质进行必要的控制，轻者影响透析效果，重者导致透析事故。

鉴于血液透析用水处理设备在血液透析过程中扮演的重要角色，国食药监械〔2004〕53 号文件规定，将血液透析用水处理设备列为第二类体外循环及血液处理设备，正式纳入医疗器械管理领域，类别代号为 6845。血液透析用水处理设备在欧盟医疗器械分类中属 IIb 类，代表风险等级较高，属于长时间使用对人体有较大潜在风险的医疗器械。

尽管国外早在 20 世纪 80 年代就相继发布了血液透析用水处理设备的相关标准，但由于历史原因，在我国一直无专门的行业标准。

鉴于国内水处理设备厂家的快速成长和血液透析用水处理设备的市场需求加大，全国医用体外循环设备标准化技术委员会（SAC/TC 158）于 2007 年完成了血液透析及相关治疗用水处理设备行业标准制定的前期调研工作，并于 2008 年正式向国家食品药品监督管理局提交申请报告。2009 年国家食品药品监督管理局发布了食药监械函〔2009〕第 7 号文《关于印发 2009 年制修订医疗器械行业标准项目计划的通知》第 A2009022 - Q - gz 项通知，正式宣布对该标准进行立项，并委托全国医用体外循环设备标准化技术委员会具体负责标准起草和制定工作。

起草小组在认识到水处理设备和水质重要性的同时，对于标准中各要求条款及检验方法，在部分现有的在用设备上进行了验证，并对其在各生产厂家、大中小医院及监督检验机构实施的可能性和难易程度进行了分析评估。经过大量的调研分析和对条款的反复修改，起草小组认为标准中的条款实施难度适中，并完全具备强制实施的必要性和可行性，经论证最后确定标准中的全部条款为强制性，即全文强制。

三、与国际标准的区别

本标准非等效采用国际标准 ISO 26722《血液透析和相关治疗用水处理设备》，在 ISO 26722 国际标准的基础上进行的主要调整如下：

（1）本标准非等效采用国际标准 ISO 26722《血液透析和相关治疗用水处理设备》，在题目和范围中明确了本标准只适用于医院血液透析中心多床透析用水处理设备。将用于单床透析和其他用于多床透析的水处理设备行业标准进行区分，在实际使用过程中具有更强的针对性，有利于促进家庭（急诊）便携式血液透析水处理设备的规范和良性发展。

（2）增加了"经温度补偿后设备实际处理水量不低于标称处理水量"的要求及试验方法。处理水量（产生量）是设备的一个重要指标，直接关系到该设备最终提供透析用水的能力。此条款将安装后终端产水量纳入评价范围，并建立了25℃作为评价的基准，规范了设备的验收和争议的处理。

（3）删除了国际标准中关于便携式水处理设备（单床血液透析和相关治疗用水处理设备）对应条款。ISO 26722 标准将用于单床和多床的透析用水处理设备条款融合在一起，导致标准的可读性下降。本标准主要涵盖用于多床透析的水处理设备，对用于单床透析的水处理设备建立单独的标准，因此在此处删除了涉及用于单床透析的条款。

（4）在 ISO 26722 的术语和定义基础上，本标准结合 GB/T 13074《血液净化术语》行业标准，并根据标准正文的实际使用情况，重新对术语和定义进行了梳理和规范，使本标准中出现的术语和定义更加符合标准正文的需求。

（5）根据目前对国内用水处理设备的调研，水处理设备存在直接供水和间接供水两种不同的方式，两种方式对应不同的结构组成，直接供水方式将终端处理水输送到用水点，无须纯水箱、紫外线消毒装置及内毒素过滤器。本标准按照供水方式的不同进行了分类处理，为后续条款对应要求的区分提供方便。

（6）设备需要在特定的环境中使用，特别是对水、电及温湿度等有要求，如果这些条件得不到满足，可能造成处理水不合格或设备产生故障。为了能更好地确定不合格的原因，明确责任主体，排除外界环境因素可能造成的不利影响，本标准特增加了设备的工作条件指标。

（7）血液透析水处理设备的主要功能是将市政用水处理成符合标准要求的血液透析用水，并在此过程中保持高效、稳定、可靠，为患者的透析提供保障。为了能更好地贯彻这个主题，本标准将国际标准的要求内容从"水质要求、设备要求"及试验方法调整为："处理水水质要求、设备要求、电气要求、材料要求、安装要求、环境试验要求"及对应试验方法。其中增加的"电气要求、材料要求、安装要求、环境试验要求"及对应试验方法主要参考引用了国内成熟并常用的国家或行业标准，将设备的要求从单一的水质和设备构件要求，扩展到集水质、设备构件、电气、材料、安装、环境实验等全方位的整体要求，进一步保障设备的可靠运行和处理水水质的稳定性。

（8）本标准在未对设备要求条款进行大幅度增减的前提下，按照处理工艺和装置功能将水处理设备部件结构调整为：设备总体、净化系统、存储与输送系统、消毒系统四大部分，调整后更加符合国内水处理行业的使用习惯。根据功能归类法将国际标准中的"罐式过滤器、滤芯式过滤器、软化器、炭吸附罐、温度调节装置、反渗透装置、去离子装置、有机物清除装置、化学注入装置"归纳为净化系统一类；将"纯水箱、输送管路、紫外线消毒装置、内毒素过滤器"归纳为存储与输送系统一类；将"热消毒装置、臭氧消毒装置、化学消毒装置"归纳为消毒系统一类。

（9）标准增加了"检验规则""标志、使用说明书""包装、运输和贮存"等产品配套条款，这些条款的增加能够更方便厂家和监管部门使用本标准，提高标准的使用率。

四、与现行标准的关系

血液透析和相关治疗用水处理设备技术要求标准为系列标准，该系列标准主要由两部分组成：①第1部分：用于多床透析；②第2部分：用于单床透析。

本标准为血液透析和相关治疗用水处理设备技术要求系列标准的第1部分。

本标准非等效采用国际标准 ISO 26722《血液透析和相关治疗用水处理设备》。

本标准与已经发布的 YY 0793.2《血液透析和相关治疗用水处理设备技术要求 第2部分：用于单床透析》和即将发布的《血液透析和相关治疗用水处理设备常规控制要求》配套使用，互为补充和完善。YY 0793.1 规定了多床血液透析和相关治疗用水处理设备的术语和定义，产品分类，要求，试验方法，检验规则，标志、使用说明书，包装，运输和贮存；YY 0793.2 规定了单床血液透析和相关治疗用水处理设备的术语和定义、要求、试验方法、检验规则、标志、使用说明书、包装、运输和贮存。《血液透析和相关治疗用水处理设备常规控制要求》规定了血液透析和相关治疗用水处理设备的常规控制要求，包括标准适用的术语和定义，要求和试验方法，着重规范血液透析和相关治疗用水的制备以及水处理设备的使用、维护和监测过程，以确保处理水的质量在使用时都符合相关规定。

此外，YY 0793.1 还引用了以下标准：

GB/T 191《包装储运图示标志》（GB/T 191—2008，ISO 780：1997，MOD）；

GB 4793.1《测量、控制和实验室用电气设备的安全要求 第1部分：通用要求》（GB 4793.1—2007，IEC 61010-1：2001，IDT）；

GB 5749《生活饮用水卫生标准》；

GB 5750.2《生活饮用水标准检验方法 水样的采集与保存》；

GB/T 5750.10《生活饮用水标准检验方法 消毒副产物指标》；

GB/T 5750.11《生活饮用水标准检验方法 消毒剂指标》；

GB 9706.1《医用电气设备 第1部分：安全通用要求》（GB 9706.1—2007，IEC

60601 - 1：1988，IDT）；

　　GB/T 9969《工业产品使用说明书　总则》；

　　GB/T 13074《血液净化术语》；

　　GB/T 14710《医用电器环境要求及试验方法》；

　　GB/T 17219《生活饮用水输配水设备及防护材料的安全性评价标准》；

　　GB/T 18204.27《公共场所空气中臭氧测定方法》；

　　GB/T 19108《过氧乙酸的测定》；

　　YY/T 0466.1《医疗器械　用于医疗器械标签、标记和提供信息的符号　第1部分：通用要求》（YY/T 0466.1—2009，ISO 15223 - 1：2007，IDT）；

　　YY 0572《血液透析和相关治疗用水》（YY 0572—2005，ISO 13959：2002，MOD）。

五、实施过程中常见问题探讨

（一）关于环境试验

　　问题：YY 0793.1 标准的检验规则中，出厂检验、安装检验和型式检验项目均未包含环境试验，由于该产品属于工程类设备，请确认是否需要进行环境试验。如需要，环境试验在什么情况下做？整个设备做还是仅对部分设备组件（如控制柜）进行环境试验？

　　对策：该类设备原则上需执行环境试验要求。GB/T 14710—2009《医用电器环境要求及试验方法》中第7章特殊情况明确规定：

　　"7.3 当进行整机试验不可行时，允许将设备分成几个部分进行试验，制造商应规定对哪些关键部件或部分进行试验。

　　7.4 若设备（诸如：大型设备或对使用环境有特定要求的设备）不适宜进行某些环境试验项目时（例如：额定工作低温试验、额定工作高温试验、额定工作湿热试验等），应由制造商提供具体试验要求，并在产品标准中加以说明。"

　　由于本标准适用于规范全国的透析用水处理设备，而我国地域辽阔，各地温差较大，冬季北方地区温度较低，恶劣的环境对水处理设备的运输构成严峻的考验。鉴于上述原因，贮存类条件试验应该作为本标准的关注点进行考核。

　　综合以上信息，技术委员会建议制造商根据产品自身特点决定具体的试验要求，具体的指标可以在注册备案的产品标准中详细规定并说明原因。

（二）关于贮存温度

　　问题：YY 0793.1 标准"9.3 贮存"要求"包装后的水处理设备应贮存在环境温度 -10℃ ~ +40℃"，但实际上某些零部件并不能承受 -10℃ 的低温状态（如湿膜等）。请确认该贮存温度范围为至少需达到的范围，还是可以由企业自行确定？

　　对策：YY 0793.1 标准"9.3 贮存"要求"包装后的水处理设备应贮存在环境温度 -10℃ ~ +40℃"，此处强调的是"包装后"状态。考虑到我国幅员辽阔，此处定的贮存条件范围相对较宽。企业可以根据所售设备的目的地情况，对贮存环境温度在 -10℃ ~ +40℃ 内进行调整，但调整时必须考虑到销售区域可能出现的极端环境温度因素。此外，当目的地温度较低，超过了部分部件的承受范围时，企业在整机测试完成后，将反渗膜等不能承受低温的部件取出单独包装，经特殊保温处理以满足贮存运输要求。

（三）关于处理水电阻率

问题：YY 0793.1 标准 5.3.4.7.1 条款"当处理水的电阻率降低到 1MΩ·cm 时，应立即停止该装置运行"，折算成电导率就是 1μS/cm，高于《血液净化标准操作规程》中对血透用水电导率指标约为 10μS/cm 的规定，是否恰当？

对策：YY 0793.1 标准 5.3.4.7.1 条款是根据国际标准 ISO 26722 中 4.2.11 去离子装置条款"当处理水电阻率降至 1MΩ·cm 的时候，应触发声光报警；同时，应防止处理水输送到任何使用点"而作出的规定。同样，美国标准 ANSI/AAMI RD 52：2004/A1：2007 & A2：2007 D 中 2.2 去离子装置条款"当水离开本装置且电阻率降至 1MΩ·cm 以下时，无论如何其产水都不能使用"。

根据公式换算，1MΩ·cm 等于 1μS/cm，其电导率所表征的水质非常好，远远高于《血液净化标准操作规程》标准。但是去离子处理工艺是通过离子交换来实现的，正常情况下其产水能够稳定在 18MΩ·cm（0.056μS/cm）左右，只有其内部树脂开始失效时，其产水电阻率才会下降，电阻率越低下降速度越快。为了能够提醒用户及时更换去离子内部的树脂，特制定 1MΩ·cm 的要求并发生报警，提示用户所用去离子装置的失效程度已经接近不可接受的状态，需要马上更换去离子装置，因此上述规定与《血液净化标准操作规程》的规定并不矛盾。

六、标准使用中应注意的问题

（一）使用范围的问题

本标准所涉及的水处理设备范围包括从市政（含自取）饮用水源进入设备的连接点到设备产水使用点之间的所有装置、管路及配件，包括电气系统、水净化系统、存储与输送系统及消毒系统等。此规范的出发点和过去的要求有很大区别。在以往的注册过程中，部分制造商没有对整个水处理设备进行注册管理，往往只是对反渗透装置进行注册管理。现在的标准的适用范围等同采用国际标准的适用范围，美国、加拿大等国家的水处理设备标准均采用此适用范围。由于水处理设备的现场安装有其特殊性，其安全性也非常重要，每一个环节都不能忽视，因此预处理和输送管路及消毒部分一并纳入总体设备范围内。本标准的要求有效地避免了"各管一段，结果交叉环节没有管好，出问题后互相扯皮"现象的发生，具有科学合理性和严谨性。

（二）处理工艺的要求

由于我国幅员辽阔，各地对源水的处理工艺可能存在差异，过去一般是结合当地的水质情况，根据采购方的要求和供应商的产品建议对水处理设备进行定制。在这种情况下，要求采购方具备相应的专业能力，由于设备工艺的多样性，导致制造商设计过程随意性比较大，非确定因素比较多，管理上存在漏洞，给注册环节和监管环节带来一定的挑战。由于水处理设备的特殊性和安全重要性，本标准在水处理工艺上，对直接供水和间接供水两种模式的水处理设备在组成上进行了最小组成方面的规定，企业在执行过程中需要特别注意。

（三）随机文件的要求

对于无相应国家和行业标准，但又必须进行规范的参数，本标准采用由制造商在随机文件中进行约定来规范，并按照制造商自己提出的要求执行。因此部分检验过程是对随机文件进行确认的过程。标准中有较多的章节对随机文件做出了详细规定，如"5.5 材料要求"。标准中"8.2 使用说明书"的要求基本上参考了 ISO 26722 国际标准的要求，比较严格。本标准对企业随机文件的准备工作提出了比较高的要求，应引起企业的注意。

（四）安装测试的要求

由于测试对象是整个系统，而且标准里有专门的条款对设备的安装进行规定，所以企业需要先模拟安装，再进行送检。同时企业需要制定安装规范，使设备的安装有章可循，有利于安装规范的贯彻落实和执行。

七、标准条款解读

（一）水质要求

水质的好坏直接关系到患者的治疗效果，因此水质的行业标准通过引用成为本标准的重要组成部分。目前国内血液透析用水主要参照 YY 0572《血液透析和相关治疗用水》行业标准，本标准所引用的参考水质标准由 ISO 13595 调整为参考 YY 0572，水质具体指标要求及测试方法完全参照 YY 0572 标准的条款。测试过程中所涉及的采样和保存过程参照 GB 5750.2《生活饮用水标准检验方法 水样的采集与保存》进行。

（二）设备总体

本条款对设备总体参数进行了规范，具体包括标识、处理水量、报警信号、漏水情况、原水防污染等方面，通过上述参数的要求能够有效保证临床用户所采购的设备处理水量在冬季也能满足临床使用要求。标准增加了允许通过人为设置暂停报警声，在达到警示提醒的目的前提下，通过人为确认减少医院噪声污染，更加符合临床使用实际。在水处理工艺上，对直接供水和间接供水两种模式在结构组成上进行了规定，为用户在设备采购过程提供设备组成的信息指导。上述条款是设备总体的基本要求，通过统一规范上述指标，不仅使设备运行更加安全、可靠、稳定，而且将其对周围环境的污染和损害降到最低程度，有利于设备出现故障后及时定位处理。

（三）罐式过滤器

本装置为预处理中的主要过滤器之一，主要用于对自来水中大颗粒杂质的初步过滤。标准条款主要从防止罐体内部藻类生长、内部介质截留污染物达到饱和后能够实现冲洗再生、冲洗周期的确认等要求出发，对罐体的透明度、多路阀及压力表等部件做了具体要求。

（四）滤芯式过滤器

本装置为预处理中的主要过滤器之一，一般放置在反渗透膜之前，用于保护反渗透膜免受大颗粒杂质的机械损伤。标准条款主要从防止罐体内部藻类生长、内部介质截留污染物达到饱和后能够实现冲洗、更换周期的确定等要求出发，对罐体的透明度、压力表等做了具体要求。

（五）软化器

本装置为预处理中的主要过滤器之一，主要用于对原水中钙镁离子的去除，降低反渗透膜结垢的可能性。标准条款主要从树脂再生必需的配套装置及软水测试取样方便性等要求出发，对多路阀、盐箱、盐阀、过滤装置、采样口做了具体要求。

（六）炭吸附罐

本装置为预处理中的主要过滤器之一，主要用于对原水中有机物、余氯等有害物质的吸附。标准条款参考了 ISO 26722 及 AAMI RD 62 中的相关条款，从空罐接触时间、允许采用的配置方式、所采用的活性炭最低规格、多路阀及取样口等方面做了详细的限制，从根本上保证实际的软化效果和再生、取样工作的进行。

（七）温度调节装置

此装置在实际设备中使用不多，主要应用于原水温度较低的区域，通过热水与冷水的混合来调节出水的温度，通过在混合水出口安装温度监测装置及防回水装置，有效地保障了调节阀的使用效果，并降低其故障发生后对于市政管网的不利影响。

（八）反渗透装置

本装置是设备核心部件，担负着除盐、除细菌及除内毒素的功能，其性能直接影响终端处理水的质量。电导率、电阻率或 TDS 值能够方便地反映处理水的固体溶解物含量，因此本条款要求在进水口和出水口安装上述监测装置，通过设置监测报警阈值，使处理水水质低于设置值时触发报警信号。此外，标准条款从装置本身的结构上要求具备自动的水质提醒功能，保证处理水始终符合要求。对压力表、流量计的安装要求有利于维护人员及时掌握装置的运行情况，通过调整使设备处于最佳运行状态，从而达到延长反渗透膜使用寿命的目的。反渗透装置中的消毒清洗装置能在膜污染后进行清洗作业，延长反渗透膜使用寿命。高压泵的低压保护能使泵在无水状态下自动停止运行。安装取样口方便对处理水进行取样分析。

（九）去离子装置

本装置是一个深度除盐装置，主要通过阴阳树脂的离子交换实现水质纯化的目的，其对可溶性固体物质的去除能力大大高于反渗透装置，目前在血液透析用水处理设备中应用还不是很广泛。由于去离子装置不能去除水体中有机物、细菌及内毒素，因此本条款规定，如果使用去离子装置作为设备的处理单元，应配备前置炭吸附及后置内毒素过滤装置，以保证处理水的质量。

（十）内毒素过滤装置

本装置主要用于间接供水模式中或放置在去离子装置后面，其作用是去除处理水中残留的内毒素和细菌。由于其结构类似滤芯式过滤器，因此需要采用防藻类生长的方法及在进出口安装压力表。目前能达到内毒素过滤要求的装置分为错流式和单向式两种结构。本条款规定两种结构均能在设备中采用，如果采用错流式需要增加流量计监测废水的排放量；此外需要安装采样口，方便对处理水的采样。

（十一）有机物清除装置

对于部分进水中有机物含量严重超标的情况，标准规定可增加专用的有机物清除装置，以保护炭吸附罐的寿命，装置应安装在炭吸附罐的上游。此装置的结构类似罐式过滤器，需要具备实现冲洗功能的多路阀和采样口。

（十二）化学注入装置

对于部分需要注入特定化学物质（如絮凝剂、阻垢剂等）的系统，为了保证所注入的物质浓度始终保持在安全的浓度范围内，需要安装所加物质的浓度监测装置。一旦所注入的浓度超过预设值即触发报警程序，自动停止注入装置的运转。

（十三）纯水箱

本装置能够实现处理水的存储，以达到用水安全。考虑到纯水箱需要定时清洗消毒，清洗消毒后的残留物必须完全排放，因此要求将箱体底部设计成锥形，在最低点安装排放口。如果水箱采用与大气相通的方式，则需要在水箱顶部增设含 $0.45\mu m$ 滤芯的过滤器，以防止空气中的悬浮颗粒、细菌等有害物质混入处理水中。为了降低处理水受污染的途径和速度，内部应增加喷淋装置，并避免安装观察管，同时对溢流管进行防污处理。水箱具备消毒（清洗）装置或方法，方便对水箱进行清洗消毒。间接供水方式中，水箱液位需要具备低液位报警联动功能，设备制水故障发生后，有一定的时间对患者进行紧急处理。

（十四）输送管路

为了最大限度地减少管路的污染，管路需采用循环回路设计，通过安装压力和流量显示装置，监测用水状况。管道压力的调节有利于减少血液透析机的压力报警故障。对于直接供水系统，部分未用完的处理水可能会回流到源水管路中去。为了杜绝源水对处理水的污染，需要安装防回流装置。

（十五）化学消毒装置

作为后续管路的主要消毒方式之一，通过加入消毒剂配置合适浓度的消毒液，并在管路中循环浸泡，实现管道内细菌的杀灭。消毒液浓度直接关系到管路消毒的最终效果。由于目前在用的消毒剂种类繁多，本标准不可能一一具体罗列。具体消毒液含量要求通过制造商以随机文件的方式提供，并提供相关浓度的检测装置或方法，以达到杀菌效果所需浓度并进行残留浓度的评估，确保化学消毒过程的安全可靠。消毒过程中设备必须通过明显的方式提示警示信号，达到警示使用者设备处于消毒状态的目的。如果采用自动消毒方法，则需在停止消毒程序时进行必要的确认，以提醒用户在此期间不允许将水用于正常血液透析。标准中列举了部分常用的消毒液有效浓度及浓度评估方法，如果制造商采用目录内的消毒液，则可直接引用标准要求的参数进行规范；如果制造商所用的消毒液不在此范围内，则需要自行提供浓度标准和检测方法。此外，消毒完成后，再次使用前必须通过冲洗将管路中的消毒液浓度降低到安全值后，才允许再次使用于血液透析。

（十六）紫外线消毒装置

本装置是一个作为管道实时消毒的装置，在间接供水模式中应用较多。紫外线消毒装置的辐照波长和最小辐射量直接关系到杀菌效果，此外紫外线强度会随着照射时间的推移逐渐衰减，因此需要说明灯管的更换周期，或者通过辐射强度监测来确定实际的更换周期。紫外线消毒装置虽然能够对细菌进行杀灭，但其细菌尸体残留物会变成内毒素，因此要求后面安装内毒素过滤器。

（十七）臭氧消毒装置

臭氧消毒是一种新兴的消毒方式，通过将水中的臭氧含量提升到一定浓度，并使其保持与管路接触一定时间以上，才能保证消毒效果。标准条款规定对管路中臭氧浓度最低点（管路最远端）的浓度进行检测，以测试臭氧发生器装置是否能够提供消毒所需要的臭氧量。此外，消毒完成后，再次使用前必须通过冲洗将管路中的臭氧浓度降低到安全值后，才允许再次使用于血液透析。为了实现环保，减少对操作人员及环境的影响，在消毒过程中对空气环境中的臭氧浓度要求进行了规范。消毒过程必须产生警示信号，防止出现消毒过程中将水用于透析。如果采用自动消毒方法，则需在停止消毒程序时进行必要的确认工作，以警示用户在此期间不允许将水用于血液透析。

（十八）热消毒装置

热消毒是一种新兴的消毒方式，通过保持管道中热水温度达到一定要求，并保持足够的接触时间，从而保证消毒效果。本标准条款规定设备管路中温度最低点（最远端）的温度应该满足最低温度要求，验证加热装置能够提供消毒所需要的能量。消毒过程必须产生警示信号，如果采用自动消毒方法，则需在停止消毒程序时进行必要的确认，以警示用户在此期间不允许将水用于血液透析。

（十九）电气要求

本条款主要用于规范设备的电气安全，通过直接应用现有的标准来实现。由于设备安装现场的特殊性，各个医院制水设备间和透析用水点之间的距离有较大的差别。本条款主要通过制造商根据设备实际的安装条件，自行判断其所制造的设备中电气系统与患者的隔离程度，以确定选择 GB 9706.1《医用电气设备　第 1 部分：安全通用要求》或 GB 4793.1《测量、控制和实验室用电气设备的安全要求　第 1 部分：通用要求》进行测试。

（二十）材料要求

设备所选用的与水直接接触的部件材料，特别是反渗透装置后的处理水输送管道材料，对最终用水点的水质产生直接影响。本标准中的材料要求主要结合国内的 GB/T 17219《生活饮用水输配水设备及防护材料的安全性评价标准》进行评估，以保证达到卫生级的要求。对于需要消毒的管路，其所采用的材料还必须与所采用的消毒方式相兼容。本标准参考 AAMI 列出了部分材料和消毒方式的兼容表，标准未列出的材料或消毒方式则通过制造商提供证明来保证其兼容性。考虑到 GB/T 17219 测试方法的复杂性，允许以管道材料生产厂家提供相关检验证明文件来替代设备制造商对材料的检测工作。

（二十一）安装要求

标准中的条款结合了 ISO 26722 中各装置的安装要求，并参照了国内反渗透装置及相关医疗器械产品的安装要求，从外观、管路布置、仪表面板朝向、维修预留空间、安装环境等方面加以规范，以达到设备的安全运行及维护、取样方便等目的。

（二十二）环境试验要求

本条款主要结合我国医药行业标准中关于产品的环境试验要求的规范，主要从模拟贮存方面评定设备的适应性，具体参照 GB/T 14710《医用电器环境要求及试验方法》进行试验。

八、标准的发展与更新

本标准 2010 年 12 月 27 日发布，2012 年 6 月 1 日实施，发布至今已十年有余。目前，国际标准 ISO 23500 – 2 已替代标准 ISO 26722，相应地，国内标准的制修订工作也已经开始对 ISO 23500 – 2 标准进行翻译并转制成国内标准，在未来的几年内将替代并更新现版标准 YY 0793. 1—2010。

YY 0053—2016 解读

一、基本情况

（一）产品简介

YY 0053—2016《血液透析及相关治疗　血液透析器、血液透析滤过器、血液滤过器和血液浓缩器》主要覆盖产品是空心纤维透析器、空心纤维透析滤过器、血液滤过器等。上述产品是由端盖、O 型圈、空心纤维、外壳等结构组成，主要是依靠空心纤维膜的半透性进行治疗，临床上应用于血液透析治疗，是临床治疗急慢性肾功能衰竭的主要方法之一。

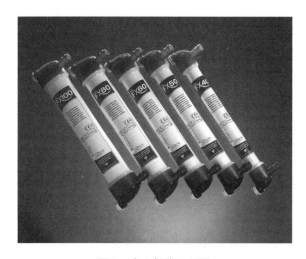

图 1　空心纤维透析器

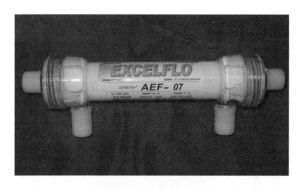

图 2　血液滤过器

（二）临床应用情况

血液透析器、血液透析滤过器、血液滤过器分别用于血液透析治疗、血液透析滤过治疗和血液滤过治疗（以下简称为血液透析及相关治疗）。该系列产品主要由聚碳酸酯外壳与空心纤维膜构成，是目前临床使用最多、效果最好的血液透析及相关治疗产品。血液透析作为治疗终末期肾病的一种方法，通过将患者的血液引出体外，利用弥散的原理清除有害溶质，再将净化后的血液回输入体，达到治疗的目的，对小分子物质的清除效果较好。血液滤过是在超滤技术基础上发展起来的，主要是模拟肾小球的滤过作用，以对流的方式清除溶质，在滤过膜的孔径范围内其清除率与分子量大小无关，对中、小分子的清除能力基本一致。血液透析滤过结合血液透析和血液滤过的优点，利用弥散的原理高效清除小分子物质和通过对流的原理高效清除中分子物质，达到治疗目的。

血液浓缩器主要用于病人的血液浓缩，纠正患者血液中溶质和体液失衡，临床治疗中主要应用于体外循环手术（特别是心外科手术）。其利用超滤膜的作用，将病人血液中的多余水分和溶质滤除。

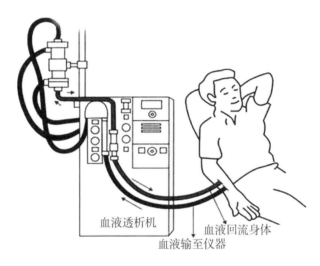

图3　血液透析治疗

（三）市场使用情况

据国际肾脏病协会2011年统计，慢性肾功能衰竭自然人群年发病率约为98～198人/每百万人口，而我国需要接受血液透析及相关治疗的肾功能衰竭患者在200万人左右，但目前接受治疗的大约为30万。目前，血液透析器、血液透析滤过器、血液滤过器产品的年使用量在3 000万支左右，年增长速度在25%以上。

据统计，我国心外科手术大约在5万台/年，血液浓缩器使用量大约在6万支/年，年增长量在12%左右。

（四）生产企业情况

在我国，销售血液透析器产品的国外生产企业有12家，主要来自日本、德国、意大

利、美国。进口总代理单位 11 家，主要分布在上海、北京、广州、杭州。国内血液透析
器生产企业有 15 家，分别位于山东、江苏、上海、广东、浙江、江西、天津、安徽、河
南、四川等地。具体如表 1、表 2 所示。

在我国，销售血液浓缩器产品的国外生产企业有 5 家，主要来自美国、意大利、日
本、新加坡。国内血液浓缩器产品生产企业有 3 家，分别位于广东、山东和陕西。具体如
表 3 和表 4 所示。

表 1　国产血液透析器注册情况

序号	生产单位	所在地	注册证数量（个）
1	威海威高血液净化制品有限公司	山东	3
2	东丽医疗科技（青岛）股份有限公司	山东	2
3	山东新华医疗器械股份有限公司	山东	2
4	成都欧赛医疗器械有限公司	四川	3
5	贝恩医疗设备（广州）有限公司	广东	4
6	旭化成医疗器械（杭州）有限公司	浙江	2
7	江苏费森尤斯医药用品有限公司	江苏	1
8	江苏朗生生命科技有限公司	江苏	2
9	苏州君康医疗科技有限公司	江苏	2
10	天津阿法莱诺生命科技有限公司	天津	1
11	上海佩尼医疗科技发展有限公司	上海	3
12	山西华鼎金泉医疗器械制造有限公司	山西	1
13	尼普洛医疗器械（合肥）有限公司	安徽	1
14	河南省驼人血滤医疗器械有限公司	河南	1
15	江西三鑫医疗科技股份有限公司	江西	2

表 2　进口血液透析器注册情况

序号	生产单位	国内代理	注册证数量（个）
1	ニプロ株式会社	尼普洛贸易（上海）有限公司	10
2	東レ株式会社	东丽医疗科技（青岛）股份有限公司	2
3	Bellco S. r. l	贝而克合翔医疗设备（上海）有限公司	5
4	Fresenius Medical Care AG & Co. KGaA	费森尤斯医药用品（上海）有限公司	11
5	Fresenius Medical Care Japan K. K.	费森尤斯医药用品（上海）有限公司	1
6	Gambro Dialysatoren GmbH	百特医疗用品贸易（上海）有限公司	4

（续上表）

序号	生产单位	国内代理	注册证数量（个）
7	川澄化学工業株式会社	楷图（上海）商贸有限公司	1
8	旭化成メディカル株式会社	旭化成医疗器械（杭州）有限公司	2
9	B. Braun Avitum AG	贝朗医疗（上海）国际贸易有限公司	4
10	ALLmed Middle East	广州欧迈德医疗器械有限公司	2
11	Infomed SA	广州德朗医疗设备有限公司	1
12	Scientillence Sdn. Bhd.	北京迈凌医疗技术发展有限公司	1

表3 国产血液浓缩器注册情况

序号	生产单位	所在地	注册证数量（个）
1	山东威高新生医疗器械有限公司	山东	1
2	西安西京医疗用品有限公司	陕西	1
3	东莞科威医疗器械有限公司	广东	1

表4 进口血液浓缩器注册情况

序号	生产单位	国内代理	注册证数量（个）
1	美国美涤威公司（Medivators Inc.）	楷腾医疗设备（中国）有限公司	1
2	迈柯唯心肺医疗有限责任公司（MAQUET Cardiopulmonary GmbH）	迈柯唯（上海）医疗设备有限公司	1
3	意大利麦迪卡股份公司（Medica S. p. A.）	禾展医疗科技（上海）有限公司	1
4	Sorin Group Italia S. r. l.	索林医疗（上海）有限公司	1
5	泰尔茂株式会社	泰尔茂（中国）投资有限公司	1

二、标准编制说明

（一）标准的编写原则、来源及确定标准内容

本标准按照 GB/T 1.1—2009 给出的规则起草。

本标准代替 YY 0053—2008《心血管植入物和人工器官 血液透析器、血液透析滤过器、血液滤过器和血液浓缩器》。

根据《国家食品药品监督管理总局医疗器械注册管理司关于下达 2013 年医疗器械行业标准制修订项目的通知》食药监械管便函〔2013〕8 号通知要求，由国家食品药品监督

管理总局[①]广州医疗器械质量监督检验中心组织起草小组对 YY 0053—2008《心血管植入物和人工器官 血液透析器、血液透析滤过器、血液滤过器和血液浓缩器》行业标准进行修订。起草小组参考采用 ISO 8637：2010《心血管植入物和体外循环系统 血液透析器、血液透析滤过器、血液滤过器和血液浓缩器》。为了确定技术条款是否合理，标准起草小组拟定了标准的验证方案，并对标准中的各项技术指标进行验证。

（二）标准的目的和意义

本行业标准是在原行业标准 YY 0053—2008《心血管植入物和人工器官 血液透析器、血液透析滤过器、血液滤过器和血液浓缩器》的基础上修订而成的，在修订过程中修改采用了 ISO 8637：2010《心血管植入物和体外循环系统 血液透析器、血液透析滤过器、血液滤过器和血液浓缩器》的具体内容。

血液透析器、血液透析滤过器、血液滤过器和血液浓缩器是按照 III 类管理的医疗器械，属于高风险医疗器械产品，是临床使用较为频繁的产品，在临床使用中容易出现不良反应事件。为了进一步加强对该类产品的监督管理，进一步保证该类产品的安全有效，提高临床治疗效果，广州医疗器械质量监督检验中心组织起草该份行业标准。

本标准实施后对相关生产企业的生产、销售和使用起到一定的指导作用，特别是为企业的产品注册提供技术指导，对企业帮助较大。

本标准与国际接轨，代表国内外先进水平，有利于生产企业提高产品质量，有利于对该类产品的监管。

三、标准的验证分析情况、技术经济论证情况

由于本标准涉及血液透析器、血液透析滤过器、血液滤过器和血液浓缩器等共四类产品，产品中涉及的技术指标及参数均不相同，而国内检测机构中能全方面进行数据验证的单位只有广州医疗器械质量监督检验中心。作为标准起草单位，广州医疗器械质量监督检验中心承担了全部数据验证工作，对验证产品分别进行了清除率、筛选系数、超滤率、血室压力降、透析液室压力降等技术指标数据验证。具体验证结果可参见验证报告。

由于标准中采用"按生产厂的规定"的形式进行指标确认，各生产厂的产品指标均有所不同，通过多次试验及反复验证，检验结果均符合生产厂的规定值，达到标准中规定的要求。从验证结果可知，本标准中规定的技术内容具有可操作性，可作为生产、使用、销售环节的技术保障和质量依据。

血液透析器、血液透析滤过器、血液滤过器和血液浓缩器是结构比较复杂、技术门槛较高的医疗器械，其原材料、加工工艺、外观包装等方面各生产企业具有较大的差异性。不同企业生产的或同一企业生产的不同规格的产品存在差别，这主要表现在性能指标上。"按生产厂的规定"是国际标准中的表达方式，本标准起草单位认为国际标准之所以按这种表达方式，也是基于上述理由考虑。所以本标准对国际标准的这种表达方式未进行修改。

---

① 国家食品药品监督管理总局，成立于 2013 年 3 月，其前身为原国家食品药品监督管理局和单设的国务院食品安全委员会办公室；2018 年 3 月不再保留国家食品药品监督管理总局，单独组建国家药品监督管理局，由国家市场监督管理总局管理。

本标准的发布提供了适当的检测方法，有助于保证产品的安全性和良好功能，有利于规范临床血液透析治疗及提高血液透析治疗质量，有利于对该类产品的监管，有利于提高产品质量，加强国内企业竞争力。

四、国内外标准对比情况

本标准修改采用 ISO 8637：2010《心血管植入物和体外循环系统 血液透析器、血液透析滤过器、血液滤过器和血液浓缩器》，与国际接轨，代表国内外先进水平，在标准的制定过程中对国内外产品都进行了相关验证，证实了本标准的先进性和适用性。

五、与有关现行法律法规和其他相关标准的协调性

YY 0053—2016《血液透析及相关治疗 血液透析器、血液透析滤过器、血液滤过器和血液浓缩器》代替 YY 0053—2008《心血管植入物和人工器官 血液透析器、血液透析滤过器、血液滤过器和血液浓缩器》。

本标准的试验方法中引用了相关的国家标准、行业标准，本标准的内容与这些标准不存在矛盾，协调性良好。

六、标准实施过程中遇到的常见问题及对策

（一）应充分理解本标准与 YY 0053—2008 的区别

本标准与 YY 0053—2008 的技术差异如下：

（1）根据国际标准的内容，筛选系数增加了 β_2 - 微球蛋白；删除了透析液室压力降的要求，删除了多次使用器件的要求。

（2）根据国际标准的相关内容，对清除率、筛选系数的试验方法进行补充。

（3）根据国家相关法规规定，增加了化学性能及 β_2 - 微球蛋白清除率的内容，按国内通行的方法对项目进行检验，适合我国国情。

（二）进口企业和出口企业应注意本标准与 ISO 8637：2010 之间的差别

本标准与 ISO 8637：2010 之间的差别，进口企业和出口企业应特别注意：

（1）按照 GB/T 1.1—2009 的要求进行了一些编辑上的修改；

（2）删除国际标准的前言和引言；

（3）规范性引用文件中引用了采用国际标准的我国标准，而非国际标准。

（4）删除 GB/T 13074—2009 界定的术语和定义；

（5）增加了化学性能要求；

（6）增加了附录 A（资料性附录）；

（7）增加了 β_2 - 微球蛋白清除率的内容、修改超滤率的计算方法。

生产企业与进口注册代理公司应充分理解本标准的技术条款和试验方法，结合产品的实际情况进行检测和注册。

七、企业使用标准应注意的问题

本标准作为强制性标准，技术要求均为强制性，企业应当按照本标准的要求进行注册。由于本标准的部分技术要求按照生产企业的规定进行评价，故生产企业应编制产品标准。在编制产品标准时，应当注意以下问题：

（1）清除率的指标中一定要明确试验的条件：

①模拟液流率；

②透析液流率；

③超滤率或跨膜压。

（2）清除率的指标中一定要明确目标值的范围：

①如 ±10% ；

②如 ±10mL/min。

（3）筛选系数的指标中一定要明确试验的条件：

①模拟液流率；

②超滤率或跨膜压。

（4）筛选系数的指标中一定要明确目标值的范围：

①如 ±10% ；

②如 ±0.1。

（5）白蛋白筛选系数的检测中，其指标最好定为≤X值，因为滤过液中的白蛋白含量一般都比较低，结合测定仪器的精度，结果达到 0.001 的水平时，其稳定是比较差的。

（6）压力降的指标一般定为不大于 X 值是可以接受的，或给出一个压力降的范围，但一定要明确试验的条件，包括一个特殊的条件即试验液的流向。

（7）超滤率的指标应给出一定的范围。

（8）有效期的检测，如果没有实时老化的产品，在进行加速老化试验时应明确加速试验的温度，若标准中没有明确，一般默认为在 60℃ 环境下进行试验。

八、标准适用范围及其条款解读

（一）标准适用范围

本标准规定了在人体上使用的血液透析器、血液透析滤过器、血液滤过器和血液浓缩器的技术要求，在本文中涉及的"器件"特指上述产品。

需要注意的问题：

（1）不包括血浆分离器。

（2）不包括血浆成分分离器。

（3）不包括用于进行血液透析、血液滤过或血液透析滤过治疗的系统（例如滤器与管路配套系统、人工肝治疗系统等）。

（二）标准条款解读

📖 条款

3.1 生物学评价

对于产品中与血液直接或间接接触的部分应进行生物学危害的评价。

☞条款解读

本条款规定了血液透析器、血液透析滤过器、血液滤过器和血液浓缩器应当进行的生物学评价，试验方法中列明了进行生物学评价所引用的国家标准及项目。环氧乙烷残留量的要求也在此项条款中。

主要要求：血液透析器、血液透析滤过器、血液滤过器和血液浓缩器直接或间接与病人的血液接触的部分应按 GB/T 16886.1、GB/T 16886.4、GB/T 16886.5、GB/T 16886.10、GB/T 16886.11 等标准的规定进行生物学评价。按 GB/T 14233.1 中环氧乙烷残留量分析方法进行检验，应 ≤10mg/kg。

注1：试验项目包括细胞毒性、致敏反应、皮内刺激、急性全身毒性反应、血液相容性。

注2：应关注国家药品监督管理局医疗器械技术审评中心对此类产品血液相容性的划分：持久与血液接触医疗器械。

📖 条款

3.2 无菌

产品应经过确认过的灭菌过程使之无菌。

☞条款解读

此项要求规定了产品必须经过灭菌，以保证产品的无菌状态，确保产品的安全性。无菌试验方法在标准中已列明。

📖 条款

3.3 无热原

产品应无热原。

☞条款解读

本条款规定了产品的无热原状态，试验方法要求用家兔法来进行评价，内毒素法只能作为一种参考。

📖 条款

3.4 机械性能

3.4.1 结构密合性

血液透析器、血液透析滤过器、血液滤过器和血液浓缩器应无渗漏。产品的密合性应按下列条件进行确认：

a）按规定的最大正压的 1.5 倍，和；

b）按生产企业规定的最大负压的 1.5 倍，如超过 93.3kPa（700mmHg），则应施加 93.3kPa（700mmHg）；若在高海拔地区应按 4.5.1 测试其可获得的最大负压。

注：本要求针对的是器件的外部完整性。

3.4.2 血室密合性

按生产企业规定的最大跨膜压的 1.5 倍对产品血室进行压力试验时，血室应无渗漏。

3.4.3 血液透析器、血液透析滤过器和血液滤过器血室接口

血室接口尺寸应符合图 1[①] 的规定，血液透析器、血液透析滤过器或血液滤过器与体外循环血液管路呈整体化设计的情况除外。

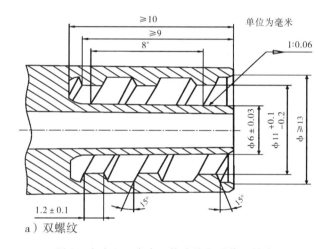

图 1　血液入口和出口接头的主要装配尺寸

3.4.4 血液透析器和血液透析滤过器透析液室接口

透析液室接口尺寸应符合图 2 的规定，血液透析器，血液透析滤过器与透析液循环呈整体化设计的情况除外。

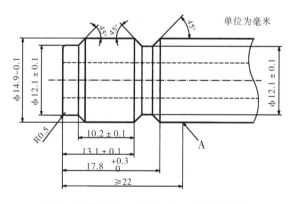

图 2　透析液入口和出口的主要装配尺寸

---

① 本书条款中的图按标准原文中的图序。

3.4.5 血液滤过器滤过液接口

血液滤过器的滤过液接口应符合图 2 的规定或 GB 1962.2 中鲁尔锥度锁定接头的要求。

3.4.6 血液浓缩器血液和滤过液接口

血液浓缩器血液和滤过液的接口应能提供一个与配套使用产品可靠的连接。

☞条款解读

上述条款包括结构密合性，血室密合性，血液透析器、血液透析滤过器和血液滤过器血室接口，血液透析器和血液透析滤过器透析液室接口，血液滤过器滤过液接口，血液浓缩器血液和滤过液接口等要求。主要是评价产品的物理密合性和适用性，避免产品在使用过程中出现漏血、漏水的情况。此外接口的要求有利于保证产品与血液透析装置及透析管路的适用性，保证血液通路和透析液通路的密合性，提高产品的安全性。标准已经给出了这些要求的试验方法，相关检测机构和生产企业可按照方法进行检测。

📖 条款

3.5 使用性能

3.5.1 血液透析器和血液透析滤过器的清除率

3.5.1.1 对尿素、肌酐、磷酸盐和维生素 B_{12} 的清除率应符合生产企业的规定。血液及透析液的流速应覆盖生产企业规定的范围。

注：作为一个补充，可以包括 $K_0 A$ 结果。

3.5.1.2 对于高通量透析器，应在临床常用血液流速（可以选择单一流量）下评价 β_2 - 微球蛋白的清除率，该试验不适用于出厂检验。

3.5.2 血液透析滤过器、血液滤过器和血液浓缩器的筛选系数

白蛋白、菊粉和肌红蛋白或 β_2 - 微球蛋白的筛选系数应符合生产企业的规定。试验条件应按照生产企业给定的信息。

3.5.3 超滤率

超滤率应符合生产厂的规定。试验应覆盖生产厂规定的跨膜压和血液流速的范围。

3.5.4 血室容量

血室容量应符合生产企业的规定，试验条件应覆盖生产企业规定的跨膜压范围。

如果血室没有顺应性，确定在任一个特定的跨膜压下的容量都是可以接受的。

3.5.5 血室压力降

血室压力降应符合生产企业的规定。

☞条款解读

上述条款包括清除率、筛选系数、超滤率、血室容量、血室压力降等要求，这是对产品工作性能的具体要求，是体外试验评价产品有效性的主要指标。需要明确的是，清除率是对血液透析器、血液透析滤过器的要求，血液滤过器和血液浓缩器不适用；筛选系数是对血液透析滤过器、血液滤过器和血液浓缩器的要求，血液透析器不适用。试验方法中明确了这些要求的具体试验方法，但生产企业应明确试验具体条件，如血液流率、透析流率

等，还应结合国家药品监督管理局医疗器械技术审评中心的相关要求，试验条件应覆盖生产企业声明的范围。此外，对于一些标准没有规定的物质，如菊粉的清除率、细胞色素 C 的清除等，生产企业如果在使用说明书或申报材料中有体现，也应进行检测。

使用性能的检测应按照下列标准条款进行：

📖 条款

4.6 使用性能

4.6.1 清除率

4.6.1.1 总则

按 4.6.1.2 ~ 4.6.1.4 进行检测，应符合 3.5.1 的要求。

4.6.1.2 试验液

使用包含一种或几种试验物质（按表1①中列出的物质）的模拟液（透析液、生理盐水、磷酸盐缓冲液或水）灌注血室。

使用透析液、生理盐水、磷酸盐缓冲液或水灌注血液透析器和血液透析滤过器透析液室。

注 1：灌注血室和透析液室的宜采用相近离子强度的溶液组分。

注 2：根据试验步骤的条件变化，按表 1 列出的溶液的摩尔浓度。列出的溶液只给出一个初始浓度。

注 3：β_2 - 微球蛋白模拟液推荐采用抗凝牛血浆或者抗凝牛全血进行配制；β_2 - 微球蛋白模拟液摩尔浓度由生产企业进行规定。

表 1   试验液的标准浓度

溶质	浓度
尿素（mmol/L）	15 ~ 35
肌酐（μmol/L）	500 ~ 1 000
磷酸盐（mmol/L）	1 ~ 5，调节 pH 7.4 ± 0.1
维生素 B$_{12}$（μmol/L）	15 ~ 40

4.6.1.3 清除率试验步骤

按图 4 装配试验回路。调节血液及透析液流率至稳定。确定温度、压力和超滤率平稳。在达到指定血液和透析液流率范围后，平稳运行一段时间后，收集样品。在每一个条件下均应进行超滤率的检测。进行样品分析，并按 4.6.1.4 中的式（1）进行清除率的计算。

注 1：虽然图 4 显示，液体是通过透析器或透析滤过器的底部进入血室，但本试验也

———————————

① 本书条款中的表按标准原文中的表序。

可以设计为液体通过透析器或透析滤过器的顶部进入血室，只要通过血室和透析液室的液体是对流的，本实验也可设计为透析器或透析滤过器处于水平位置，只要证明这种布置能取得与透析器或透析滤过器处于垂直位置时同样的试验结果。

注2：确定测试可靠性的可能方法是监测质量平衡误差。

4.6.1.4 清除率计算公式

对于血液透析和血液透析滤过，清除率 K 的计算应用式（1）：

$$K = \left(\frac{c_{BI} - c_{BO}}{c_{BI}} \right) q_{BI} + \frac{c_{BO}}{c_{BI}} q_F \quad\cdots\cdots\cdots\cdots\cdots\cdots\cdots\cdots\cdots\cdots\cdots (1)$$

式中：

c_{BI}——血液透析器或血液透析滤过器血液入口的溶液浓度；

c_{BO}——血液透析器或血液透析滤过器血液出口的溶液浓度；

q_{BI}——产品入口端的血液流率；

q_F——滤过液流率（超滤率）。

式（1）中，c_{BI} 和 c_{BO} 采用的浓度单位相同。

4.6.2 血液滤过器、血液透析滤过器和血液浓缩器的筛选系数

4.6.2.1 总则

按4.6.2.2~4.6.2.4进行检测，应符合3.5.2的要求。

4.6.2.2 试验液

首选的试验液为含蛋白浓度为60g/L+5g/L的抗凝牛血浆或者抗凝牛全血（血球压积为32%+3%和血浆蛋白浓度为60g/L+5g/L）。

使用3.5.2中列出的含一种或几种溶质的试验液灌注血室。

4.6.2.3 试验步骤

按图5装配试验回路。调节血液及滤过液流率至稳定（包括温度、流率和压力）。调节超滤率的大小，以覆盖生产企业给定的范围，成对收集血液样品和滤过液样品，并按4.6.2.4中的式（2）进行筛选系数的计算。

注：虽然图4显示，液体是通过透析器或透析滤过器的底部进入血室，但本试验也可以设计为液体通过透析器或透析滤过器的顶部进入血室，本实验也可设计为透析器或透析滤过器处于水平位置，只要证明这种布置能取得与透析器或透析滤过器处于垂直位置时同样的试验结果。

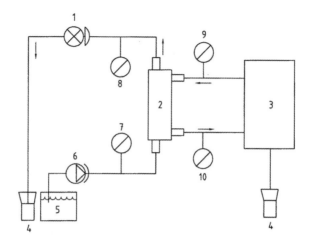

说明：

1. 压力控制；

2. 血液透析器；

3. 带超滤控制的透析液供给装置；

4. 废液；

5. 试验液；

6. 血泵；

7. 测量血液进口侧压力值 p_{BI}；

8. 测量血液出口侧压力值 p_{BO}；

9. 测量透析液进口侧压力值 p_{DI}；

10. 测量透析液出口侧压力值 p_{DO}；

图4　测定血液透析器或血液透析滤过器清除率的开环式装置示意图

4.6.2.4 筛选系数计算公式

$$S = \frac{2c_F}{c_{BI} + c_{BO}} \quad \cdots\cdots\cdots\cdots\cdots\cdots\cdots\cdots\cdots\cdots\cdots\cdots\cdots\cdots\cdots\cdots\cdots\cdots\cdots \quad (2)$$

式中：

S——筛选系数；

c_{BI}——血液透析滤过器、血液滤过器或血液浓缩器血液入口的溶液浓度；

c_{BO}——血液透析滤过器、血液滤过器或血液浓缩器血液出口的溶液浓度；

c_F——血液透析滤过器、血液滤过器或血液浓缩器滤过液端的溶液浓度。

式（2）中，c_{BI}、c_{BO} 和 c_F 采用的浓度单位相同。

4.6.3 超滤率

4.6.3.1 试验液

透析器、透析滤过器、滤过器的试验液应为抗凝牛血或人血，蛋白浓度为 $60g/L$ + $5g/L$，血球压积为 32% + 3%。或蛋白浓度为 $60g/L$ + $5g/L$ 的新鲜抗凝牛血浆，血液浓缩器的试验液可以使用抗凝牛血或人血，蛋白浓度为 50g/L + 5g/L，血球压积为 25% + 3%。

不应用溶液灌注透析液室或滤过液室。

4.6.3.2 试验步骤

按图 5 装配试验回路。调节血液及滤过液流率至稳定（包括温度、流率和压力）。测量超滤率的大小，以覆盖生产厂给定的范围。按跨膜压从小到大的顺序测量超滤率的值。

4.6.4 血室容量

对于空心纤维透析器，腔室的容积按透析器尺寸和成束纤维的根数计算。如果已知膜的尺寸在接触过溶液之后发生显著变化，则应选择使用下列试验方法。

作为另一种选择，用一种易于抽取但又不透过膜的溶液充满血室，测量充满血室的溶液的体积。按给定的跨膜压范围进行测量。如血室容量没有变化，则在单独一个压力下进行检测也是可以接受的。

4.6.5 血室压力降

4.6.5.1 总则

按 4.6.5.2 ~ 4.6.5.3 试验方法进行检测，应符合 3.5.5 的要求。

4.6.5.2 试验液

用蛋白浓度为 60g/L + 5g/L，血球压积为 32% + 3% 的抗凝牛血的试验液或相近黏度（如甘油水溶液或黄原胶/甘油溶液）的溶液充满血室。

用一般透析液或生理盐水填充透析液室或滤过液室。

4.6.5.3 试验步骤

调整血液流率，读取血室出入口压力值，计算压力降。按生产企业提供的血液流率范围重复上述检测。

对于平板型透析器，调整透析液流率，检测压力及血液流率也是必要的。

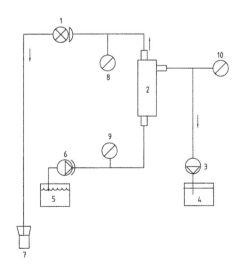

说明：

1. 压力控制；
2. 血液透析器、血液透析滤过器、血液滤过器或血液浓缩器；
3. 滤过液泵；
4. 滤过液；
5. 试验液回收器；
6. 血泵；
7. 废液；
8. 测量血液出口侧压力值 p_{BO}；
9. 测量血液进口侧压力值 p_{BI}；
10. 测量滤过液侧压力值 p_{FI}；

图 5 测定盘管型或中空纤维型血液透析器、血液透析滤过器、血液滤过器或血液浓缩器的超滤率或筛选系数的装置示意图

📖 条款

3.7 有效期

按照有效期的规定，产品的性能应在有效期内得到保证。

☞ 条款解读

此条款是对产品的有效期进行规定，生产企业对产品应规定明确的有效期限，以防止失效产品的使用。此外产品在有效期内的性能，生产企业应给予保证。ISO 8637：2010 标准规定了有效期的评价是要进行产品的全性能检测，但 YY 0053—2016 只规定了进行结构密合性、无菌试验和无热原试验，这主要是考虑国内生产企业的实际情况，此外有效期的评价允许采用加速试验的方法进行，但加速试验的条件应给予规定。

九、标准验证、试验方法、关键批示的基础解释

（1）本标准中将血液透析器、血液透析滤过器、血液滤过器和血液浓缩器四种产品合并在一份标准中，与原行业标准相比有一定的差异。国内生产血液透析滤过器和血液浓缩器较少，但由于临床使用中这四种产品均有一定的市场，所以采用了国际标准的内容，将四者合于一份标准中

（2）在生物性能方面，根据 GB/T 16886.1《医疗器械生物学评价 第 1 部分：风险管理过程中的评价与试验》的要求及国内通行的做法，对生物学指标不作具体规定，由生产企业按产品特点自行决定。

（3）在使用性能方面，根据验证情况，对试验液进行了一定的改变，使之更具操作性，对一些不易获得或价值较高的试验介质进行了变更，使整个试验更加容易操作。

（4）关于本标准"要求"中的某些项目指标"按生产厂的规定"的解释。

YY 0267—2016 解读

一、基本情况

（一）产品简介及临床应用情况

YY 0267—2016《血液透析及相关治疗　血液净化装置的体外循环血路》涉及与血液透析器、血液透析滤过器和血液滤过器等器件配套使用的一次性使用体外循环血路。

血液净化装置的体外循环血路（以下简称体外循环血路）临床上主要是对患者进行血液净化治疗。其基本原理是通过体外循环血路把患者的血液引出体外，清除血液中有毒有害物质，同时补充机体所需的有益物质，如钙离子、水分等，再把净化后的血液回输至患者体内。常用的血液净化治疗方式包含血液透析治疗、血液滤过治疗及血液透析滤过治疗等。

血液透析（HD）治疗的基本原理是，血液和透析液在血液透析器中空纤维膜两侧呈反向流动，在半透膜两侧的浓度梯度、渗透压梯度和水压梯度的作用下，以弥散、对流、吸附等方式清除人体血液中的代谢废物及多余的水分；同时，透析液中的部分组分进入血液，模拟人体的肾脏功能，减轻患者体内生化物质紊乱及液体、电解质和酸碱度不平衡的状态，使血液达到人体所需的离子平衡。临床适应证包括：急性肾损伤、容量负荷过重导致的急性心力衰竭或药物难以控制的高血压、严重的代谢性酸中毒及不易纠正的高钾血症、高钙血症/低钙血症及高磷血症、慢性肾衰竭合并难以纠正的贫血、尿毒症神经病变和脑病、尿毒症胸膜炎或心包炎、慢性肾衰竭合并严重营养不良、不能解释的器官功能障碍或身体状况下降、药物或毒物中毒等。

血液滤过（HF）治疗指在血液净化过程中不使用透析液，而是在血管通路中持续补充一定量的置换液，与血液充分混合，再以相同的速度进行超滤，以达到清除体内过多的水和毒素的目的。与血液透析相比，血液滤过具有对血流动力影响小、中分子物质清除率高等优点。临床适应证包括：高血容量所致心力衰竭；急性肺水肿、高肾素型顽固性高血压；严重水、电解质紊乱，酸碱失衡；严重代谢性酸中毒、严重代谢性碱中毒；高钠或低钠血症、严重高血钾或低血钾；药物或毒物中毒，尤其适于多种药物或毒物复合中毒；尿毒症性心包炎、皮肤瘙痒、周围神经病变等中分子毒素所致症状；急、慢性肾衰竭伴以下症状时：低血压或血液透析时循环不稳定者，需实施全静脉营养，伴多脏器功能衰竭，病情危重的老年患者，透析时易发生失衡综合征者，伴有明显的高磷血症、严重的继发性甲状旁腺亢进症、感染性休克、急性呼吸窘迫综合征、多脏器功能衰竭、昏迷、肝肾综合征等。

血液透析滤过（HDF）治疗的基本原理是通过弥散高效清除小分子物质和通过对流高效清除中分子物质。普通血液透析对中分子毒素的清除不足，且可诱导新的毒素产生，引起并发症的概率较高，使患者的生活质量降低，死亡率升高。血液透析滤过的优点是综合了弥散高效清除小分子物质和对流高效清除中分子物质的功能，缺点是费用高（因需要补充大量的置换液）、容量平衡失调（可能因容量不足产生低血压或因容量过多而增加心脏负荷）、对小分子物质清除较血液透析差等。临床适应证包括：顽固性高血压、水潴留和低血压、高血容量性心力衰竭等。

体外循环血路在血液净化治疗中的使用可参见图1（以血液透析治疗为例）：

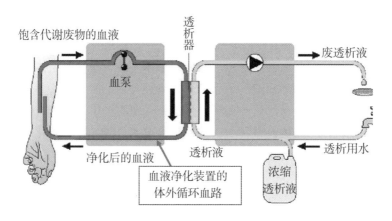

图1　血液净化治疗基本流程示意图（以血液透析治疗为例）

一套完整的体外循环血路产品主要包含以下几类组件：

（1）管道类组件，包含动脉血液管路、静脉血液管路、泵管、肝素管路、压力传感器管路、药物注入管路、水平面调整管路等。其中动脉血液管路带有红色标识，静脉血液管路带有蓝色标识。

（2）接头类组件，包含连接血液透析器/血液透析滤过器/血液滤过器的接头、连接血液通道器件的接头、预冲接头、传感器保护器接头、肝素接头、液袋接头及其他辅助接头等。

（3）重要功能性组件，如用于治疗过程中采集血液的采样口、防止血液进入净化设备的传感器保护器、避免治疗过程中产生的气泡进入人体的气泡捕获器、避免液路发生逆向回流的单向阀等。

（4）其他辅助组件或可选配件，如用于保护管道内部免受污染的保护帽、控制治疗过程中液体通断的止流夹、输注药液使用的输液组件、收集治疗过程中废弃液体的废液袋等。

（二）市场使用情况

体外循环血路产品多采用直销与经销相结合的经营模式，终端用户主要为各级血液透析中心，其中最主要的是各级医院内的血液透析中心。随着我国血液透析中心政策逐渐放开，独立于医院的民营血液透析中心逐渐增多。公立医院是我国透析血路的主要需求领域，2017 年其在透析血路总需求的占比约为 69.4%；民营医院需求占比约为 26.7%。

受生产成本、市场竞争等因素影响，我国透析血路产品市场价格呈现不断下降的趋势，2017 年市场价格低至 27.3 元/套，年产量约为 0.82 亿套，预计 2023 年最低价格将下降至 25.4 元/套，年产量将增长至约 1.89 亿套。进口体外循环血路在我国也占据着一定的市场份额，2013 年，我国透析血路产品进口量为 0.20 亿套，2017 年增加至 0.25 亿套。

体外循环血路产品生产行业虽具有一定技术壁垒，但相对于透析器等其他血液净化领域产品，其结构和生产工艺相对简单，且已有统一的行业标准，大部分工序可由全自动化设备或半自动化设备完成，产品准入门槛相对较低。随着我国肾病发病率的不断升高、我国医改的逐步深入及透析治疗的全国普及，作为血液透析治疗的重要部件，可以预见，未来国内外体外循环血路的市场使用需求量也将随之持续增长，国产产品的市场占有率还将稳步提高。

（三）生产企业情况

目前国内体外循环血路产品市场份额以国产为主。国产体外循环血路产品多为常规结构的通用型体外循环血路产品，关键零部件由国内的企业自行生产，并直接经过组装并包装为成品进行销售，适用于常规血液净化设备，价格较低；而进口产品通常在国外生产关键零部件，送往国内代理企业组装并包装为成品销售，或全部由国外企业生产，成品直接送至国内代理企业更换国内包装进行销售，部分产品结构较通用型产品复杂，有配套使用的专用血液净化设备机型，价格可高达通用型产品的数百倍，年产量相对较低。体外循环血路的生产企业和代理企业主要分布在上海、广东、江苏、山东、江西、浙江、河南、四川、天津、安徽、北京、福建、辽宁等地。国内生产企业和进口产品代理企业示例见表1：

表1　国内体外循环血路产品生产企业和进口产品代理企业示例

序号	生产（进口总代理）单位	所在地
1	费森尤斯医药用品（上海）有限公司	上海
2	金宝医疗器材（上海）有限公司	
3	贝朗医疗（上海）国际贸易有限公司	
4	尼普洛贸易（上海）有限公司	
5	楷图（上海）商贸有限公司	
6	上海定军实业有限公司	
7	聚民生物科技有限公司	
8	上海达华医疗器械有限公司	
9	贝恩医疗设备（广州）有限公司	广东
10	珠海保税区大生生物科技有限公司	
11	广州德朗医疗设备有限公司	
12	广东百合医疗科技股份有限公司	

（续上表）

序号	生产（进口总代理）单位	所在地
13	江苏费森尤斯医药用品有限公司	江苏
14	常熟市如保医疗器械销售有限公司	
15	江苏松德生物科技有限公司	
16	张家港市沙工医疗器械科技发展有限公司	
17	青岛普瑞森医药科技有限公司	山东
18	威海威高血液净化制品有限公司	
19	江西三鑫医疗科技股份有限公司	江西
20	江西洪达医疗器械集团有限公司	
21	宁波天益医疗器械股份有限公司	浙江
22	旭化成医疗器械（杭州）有限公司	
23	河南曙光健士医疗器械集团股份有限公司	河南
24	河南省驼人血滤医疗器械有限公司	
25	圣光医用制品股份有限公司	
26	成都欧赛医疗器械有限公司	四川
27	四川南格尔生物科技有限公司	
28	成都市新津事丰医疗器械有限公司	
29	天津市博奥天盛塑材有限公司	天津
30	天津哈娜好医材有限公司	
31	天津舒好医用器材技术有限公司	
32	安徽省天康医疗用品有限公司	安徽
33	希米科医药技术发展（北京）有限公司	北京
34	福建长庚医疗生物科技有限公司	福建
35	大连 JMS 医疗器具有限公司	辽宁

二、标准编制说明

（一）标准编制原则

YY 0267—2016 的技术条款制定主要参照了 ISO 8638：2010 Cardiovascular implants and extracorporeal systems— Extracorporeal blood circuit for haemodialysers，haemodiafilters and haemofilters，为修改采用。血路产品直接接触人体血液，产品质量直接影响病人的生命安全，为高风险产品，本行业标准的全部技术内容为强制性。

除根据我国国家标准 GB/T 1.1《标准化工作导则 第 1 部分：标准的结构和编写规则》和 GB/T 20000.2《标准化工作指南 第 2 部分：采用国际标准》的有关规定要求做了一些编辑性修改外，YY 0267—2016 与 ISO 8638：2010 技术条款相比，主要的技术性差异包括：

（1）增加化学性能要求及试验方法，包括还原物质、重金属、酸碱度、蒸发残渣、紫外吸光度、色泽、环氧乙烷残留量。

（2）增加微粒污染要求及试验方法。

（3）修改部分物理性能试验方法，如接头密合性测试、泵管性能测试等。

（4）原国际标准要求企业设计时考虑血路对血液的破坏，但无具体指标，仅检查企业设计文件，行业标准制定时删除该条款并增加附录A，建议企业在设计时自行进行验证。

（二）制定标准的目的及意义

血液净化装置的体外循环血路是血液净化治疗的重要部件。随着世界各国血液净化设备和技术日趋成熟，参加血液透析治疗的病人数量日益增长，预期未来体外循环血路的需求量增势强劲。体外循环血路产品的结构和生产工艺并不复杂，随着医疗器械行业的发展，一些中小型企业也争相进入生产市场，各企业间生产环境、所使用材料的质量、连接组装的技术水平参差不齐，部分体外循环血路产品可能存在质量缺乏稳定性、产品性能不够理想等情况，而临床使用时体外循环血路与患者的血液有大面积直接接触，可能导致较大的潜在隐患。及时制定与国际标准接轨的产品标准，有助于保证其使用安全性和良好功能，有利于产品质量的提高和产品的监管，加强国内企业竞争力。

三、企业使用标准应注意的问题

（一）注意及时更新引用标准版本

YY 0267—2016 对应转化的国际标准 ISO 8638：2010 已更新为 ISO 8367 – 2：2018，部分条款有变动；新版国际标准 ISO 8367 – 2 在 2020 年 9 月已进入修订讨论，若企业生产的产品有出口外销需求，建议密切关注国际标准的变化动向。

日常注册检验及监督检验中，常发现企业产品技术要求中引用标准版本未及时更新的问题。YY 0267—2016 中的规范性引用文件包括：

GB/T 6682《分析实验室用水规格和试验方法》、GB/T 13074《血液净化术语》、GB/T 14233.1《医用输液、输血、注射器具检验方法 第1部分：化学分析方法》、GB 15811《一次性使用无菌注射针》、GB/T 16886.1《医疗器械生物学评价 第1部分：评价与试验》、GB 19335《一次性使用血路产品 通用技术条件》、YY/T 0681.1《无菌医疗器械包装试验方法 第1部分：加速老化试验指南》、《中华人民共和国药典》。

（二）含有重要特殊组件的产品建议在行业标准基础上补充相应性能

行业标准仅包含普通血液净化血路的基本性能指标。对于含有特殊组件的产品，在制定产品技术要求时，建议在行业标准要求的基础上补充相应的组件要求。例如，带有输液组件的产品可考虑补充穿刺器、滴斗与滴管要求等（可参考 GB 8368—2018《一次性使用输液器 重力输液式》），带有液袋组件的产品可考虑补充液袋的容积、尺寸、密封性要求等。

（三）关注产品中的原材料及添加物

无论产品生产使用的原材料粒料是自主研制生产还是外购，都应符合 GB/T 15593

《输血（液）器具用聚氯乙烯塑料》、YY/T 0242《医用输液、输血、注射器具用聚丙烯专用料》、YY/T 0114《医用输液、输血、注射器具用聚乙烯专用料》、YY/T 0031《输液、输血用硅橡胶管路及弹性件》、YY/T 0806《医用输液、输血、注射及其他医疗器械用聚碳酸酯专用料》等标准要求。

产品生产过程中的添加物可能在最终临床使用时对人体造成危害。企业在生产时，应明确生产过程中所使用添加物（包括增塑剂、黏合剂等）的具体信息，并确认使用总量、溶出量等是否在人体可接受最大限值范围内。如果产品带有涂层，应明确涂层化学成分及比例，对其进行定性及定量分析，并补充开展相应的涂层性能、覆盖度、稳定性及安全性评价等验证工作。

（四）建议生产企业加强对产品单包装及说明书的关注

2011年体外循环血路国家监督抽验中，曾对产品的单包装标志开展探索性研究，当时产品对应的强制性行业标准为 YY 0267—2008《心血管植入物和人工器官—血液透析器、血液透析滤过器的体外循环血路》，被抽检的产品共计36批，而能完全符合当时行业标准 YY 0267—2008 要求的产品仅10批，合格率仅为28%。2011年抽检后，已在相关标准宣贯培训中多次强调产品单包装信息的重要性。2021年国家监督抽检中，再次对单包装标志开展探索性研究，抽检的23批次产品中，单包装标签信息完全符合行标要求的产品共14批次，合格率为61%，与2011年相比有显著进步，侧面反映生产企业对单包装设计的重视程度已在逐步提升。

信息完整的产品单包装标签对临床使用起着重要作用，尤其是一些临床操作的相关信息，如泵管内径、血液预充容量等，可能影响临床操作人员对产品适用设备的选择和适用患者的选择，建议生产企业在关注产品性能控制、关注行业标准中的要求和试验方法章节的同时，提高对行业标准中单包装标签及说明书相关章节的重视。

四、标准适用范围及其条款解读

（一）标准适用范围

YY 0267—2016《血液透析及相关治疗　血液净化装置的体外循环血路》规定的是与血液透析器、血液透析滤过器和血液滤过器等血液净化装置配合使用的一次性使用的体外循环血路及传感器保护器（一体型和分离型）的技术要求、试验方法及标志说明，而不适用于血液透析器、血液透析滤过器、血液滤过器、血浆分离器、血液灌流器、血液通道器件、血泵和配合体外循环血路使用的压力监测器、空气监测器、制备/供给和监控透析液的系统，以及用于实施血液透析、血液透析滤过、血液滤过或血液浓缩的系统或装置等。

（二）标准条款解读

📖 条款

【要求】

4.1 生物学评价

体外循环血路中与血液直接或间接接触的部件应进行生物学危害的评价。

4.2 无菌

体外循环血路应经过一确认过的灭菌过程使之无菌。

4.3 无热原

血液通路应无热原。

【试验方法】

5.2 生物学评价

应按 GB/T 16886.1 的规定进行生物学性能的评价。

5.3 无菌

按《中华人民共和国药典》的规定进行。

5.4 无热原

按《中华人民共和国药典》的规定进行。

☞ 条款解读

对于体外循环血路来说，生物学评价要求的一般测试项目为急性全身毒性、刺激或皮内反应试验、致敏试验、细胞毒性、血液相容性（含体内血栓形成试验、凝血酶原时间测定试验、血小板黏附试验、补体 C_{3a} 激活试验、白细胞计数、溶血试验等）。产品有特殊使用要求的（如超过 24h 长期使用），则应按 GB/T 16886.1 的要求增加亚慢性（亚急性）毒性、植入试验及遗传毒性试验。

使用标准时需注意无菌热原测试依据的《中华人民共和国药典》已更新为 2020 年版。

📖 条款

【要求】

4.4.1 结构密合性

体外循环血路应能承受 1.5 倍于生产厂规定的最大正压和 1.5 倍于生产厂规定的最大负压，1.5 倍负压如超出 93.3kPa（700mmHg），则应施加 93.3kPa（700mmHg），或者，若在高海拔地区应按 5.5.1 测试其可获得的最大负压。

【试验方法】

5.5.1 结构密合性试验

5.5.1.1 正压试验

可采用如下方法之一进行测试：

a）（仲裁法）用 37℃ +1℃ 的水注满器件，关闭所有接头。施加 1.5 倍于生产厂建议的最大正压或最低 50kPa 压力并至少保持 10min，目视检察器件是否有泄漏。

b）关闭所有接头，将器件浸没于 37℃ +1℃ 的水中。施加 1.5 倍于生产厂建议的最大正压或最低 50kPa 压力并至少保持 10min，目视检察器件是否有泄漏。

5.5.1.2 负压试验

可采用如下方法之一进行测试：

a）（仲裁法）用 37℃ +1℃ 的除气泡水注满器件，关闭所有接头。施加 1.5 倍于生产厂建议最大压力的负压或最大 93.3kPa 负压（即 700mmHg 负压），若在高海拔地区则施加可获得的最高负压值，并至少保持10min，目视检察器件是否有泄漏。

注：为了防止水进入真空泵，可用一段不注水的管路连接样品与机器。

b）关闭所有接头，将器件浸没于37℃＋1℃的除气泡水中。施加1.5倍于生产厂建议最大压力的负压或最大93.3kPa负压（即700mmHg负压），若在高海拔地区则施加可获得的最高负压值，并至少保持10min，目视检察器件是否有泄漏。

☞条款解读

结构密合性的要求及试验方法与ISO 8638：2010中的基本一致。使用标准时注意以下几点：

（1）生产企业技术要求中应明确产品临床使用最大正负压力，且测试时的压力应为临床最大正负压力的1.5倍（若1.5倍负压超过93.3kPa，测试压力为93.3kPa）。例如，正压测试中，如果注明产品能承受的最大正压为100kPa，则测试时采用150kPa正压进行试验，无压力上限限制。负压测试中，如果注明产品能承受的最大负压为50kPa，则测试时采用75kPa负压进行试验，最大试验压力不超过93.3kPa负压。由于软管容易变形，为了防止水进入真空泵，可采用结构如图2所示的负压测试缓冲瓶。

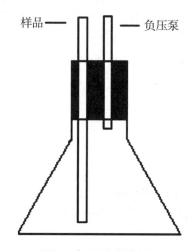

样品 —— 　—— 负压泵

图2　负压测试缓冲瓶

（2）在ISO 8638：2010中，正压试验方法和负压试验方法分别增加了更为便捷的气压测试法以供选择，YY 0267—2016标准保持与国际标准一致，同步引入气压测试法。但需要注意，由于气压测试和液压测试有一定的区别，液压测试更接近于临床使用状态，因此当气压测试法与液压测试法出现不同结果时，会以液压测试作为试验结果判定的仲裁方法。

📖 条款

【要求】

4.4.2 连接血液透析器、血液透析滤过器或血液滤过器的接头

4.4.2.1 除非和体外循环血路设计成一个完整的系统，连接血液透析器、血液透析滤过器或血液滤过器的接头的尺寸应如图1所示。（图略）

注：不适用于较柔软的或弹性体材料制成的接头。

4.4.2.2 接头与配套使用的器件连接应无泄漏。

4.4.3 连接血液通道器件的接头

除非血液通道器件和体外循环血路设计成一个完整的系统，连接血液通道器件的接头与配套使用的器件连接应无泄漏。

4.4.4 连接辅助部件的接头

预定与各种分离型的辅助部件（如肝素管道、压力传感器管道、药物注入管道和水平面调整管道）一起使用的体外循环血路的各个部分，其与配套使用的器件连接应无泄漏。

【试验方法】

5.5.2 连接血液透析器、血液透析滤过器或血液滤过器的接头

5.5.2.1 参考图1、图2和图3（图略），用专用量规检验，外圆锥接头小端面应位于量规的两极限平面之间，内圆锥接头锥孔大端的平面应位于量规的两极限平面之间。

5.5.2.2 将接头与适用的配套器件连接，依据5.5.1检验连接处是否有泄漏。

5.5.3 连接血液通道器件的接头

将接头与适用的配套器件连接，依据5.5.1检验连接处是否有泄漏。

5.5.4 与辅助部件的接头

将接头与适用的配套器件连接，依据5.5.1检验连接处是否有泄漏。

☞条款解读

（1）行标对应的国际标准ISO 8638：2010中要求连接血液透析器、血液透析滤过器或血液滤过器的接头，连接血液通道器件的接头，连接辅助部件的接头均应符合ISO 594-2（对应的国内标准为GB/T 1962.2《注射器、注射针及其他医疗器械 6%（鲁尔）圆锥接头 第2部分：锁定接头》）的要求，即包括尺寸、漏液、漏气、分离力、旋开扭矩、易装配性、抗过载性、应力开裂等性能要求。而在制定国内行业标准时，考虑到国内部分厂家使用较柔软或弹性体材料制造接头，因此YY 0267—2016中接头测试方法涉及GB/T 1962.2的部分改为仅测试与配套器件相连接时的密合性。

（2）测试连接血液透析器、血液透析滤过器或血液滤过器的接头尺寸时，标准中的尺寸值可作为工艺设计尺寸参考；而型式检验时使用专用量规进行定性检验（试验方法中有量规的结构尺寸样图），结果判定只有符合要求或不符合要求，没有具体数值。使用的尺寸测试量规实物如图3所示。

（3）YY 0267—2016的4.4.2.1中增加了小注，规定尺寸要求不适用于较柔软的或弹性体材料制成的接头。此外，若连接血液

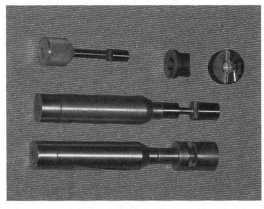

图3　体外循环血路测试量规

透析器、血液透析滤过器或血液滤过器的接头与相应的器件设计成一个完整的系统，仅要求适配后保证无泄漏。需注意的是，新版国际标准 ISO 8367－2 中，部分尺寸的要求发生了变化，且已在备注中明确，部分尺寸仅刚性材料制成的接头需满足标准要求。

📖 条款

【要求】

4.4.5 色标

与病人连接的动脉血路末端应标示为红色，而与病人连接的静脉血路末端应标示为蓝色。血路末端 100mm 内应明显地标志色标。

4.4.6 采样口

4.4.6.1 穿刺式采样口

穿刺式采样口不应有泄漏。穿刺件的设计应能将针头穿透管道而引起损伤的危险减至最少。

4.4.6.2 非穿刺式采样口

非穿刺式采样口不应有泄漏。

4.4.7 血路容量

体外循环血路的血路容量范围应符合生产厂的规定。

注：血路容量即为预充容量。

4.4.8 气泡捕获器预充水平

若正确操作监控系统时要求使用厂家推荐的气泡捕获器预充水平，该预充水平应在气泡捕获器上标记，或在使用说明书上说明。

4.4.9 传感器保护器

4.4.9.1 一体型的传感器保护器

带有一体型的传感器保护器的体外循环血路应能防止交叉污染。传感器保护器应能承受 1.5 倍于生产商建议的最大正压，仍能保持其安全性和不泄漏。传感器保护器的机器端表面应透明，在使用过程中可目视检查血液污染。

4.4.9.2 分离型的传感器保护器

如果不是作为体外循环血路的整合附件提供，应使用接头，以防止传感器保护器交叉污染。传感器保护器应能承受 1.5 倍于生产商建议的最大压力，仍能保持其安全性和不泄漏。传感器保护器的机器端表面应透明，在使用过程中可目视检查血液污染。

【试验方法】

5.5.5 色标

目视检查，应符合 4.4.5 的要求。

5.5.6 采样口

5.5.6.1 穿刺式采样口

用 37℃ +1℃ 的水注满包含穿刺件在内的那部分体外循环血路，并施加 1.5 倍于生产厂建议的最大正压 ［见 6.4h) 1)］或最低 50kPa 正压。用生产厂指定的皮下注射针（若没有指定，采用符合 GB 15811 的外径 0.8mm（21G）的皮下注射针）对穿刺件进行穿刺。注射针从头到尾插入、抽出各 5 次。保持该压力 6h，目视检察器件是否有漏水。

使用同一段血路，用 37℃ +1℃ 的脱气水完全注满血路。封闭除供压口外的所有出口，并对器件施加 1.5 倍于生产厂建议的最大负压。若该负压超出 93.3kPa（700mmHg）或未作规定，则施加 93.3kPa（700mmHg）的负压。根据生产厂的指示穿刺 10 次，10 次穿刺时间应超过 10min。保持该压力 6h，目视检查器件是否有气体漏入管道。水可能在血路中流动。

5.5.6.2 非穿刺式采样口

用 37℃ +1℃ 的水注满包含采样口在内的那部分体外循环血路，并施加 1.5 倍于生产厂建议的最大正压［参考 6.4h）1）］或最低 50kPa 正压。根据生产厂的指示采样 10 次，10 次取样时间应超过 10min。保持该压力 6h，目视检察器件是否有漏水。

使用同一段血路，用 37℃ +1℃ 的脱气水完全注满血路。封闭除供压口外的所有出口，并对器件施加 1.5 倍于生产厂建议的最大负压。若该负压超出 93.3kPa（700mmHg）或未作规定，则施加 93.3kPa（700mmHg）的负压。根据生产厂的指示采样 10 次，10 次取样时间应超过 10min。在这压力下保持 6h 之后检察器件是否有气体漏入管道。水可能在血路中流动。

5.5.7 血路容量

用水灌注血路的血液通道，测量所需的水体积是否符合 4.4.7 的要求。气泡捕获器应灌注到正常操作水平。

5.5.8 气泡捕获器的预充水平

目视检查或审阅说明书，应符合规定。

5.5.9 传感器保护器

敞开传感器保护器的机器端，以水注满传感器保护器的血路端，并从血路端施加 1.5 倍于生产厂建议的最大正压并保持 1h，检查是否有泄漏现象。泄漏不应发生在鲁尔接头、支架连接处或透过隔膜。

目视检查机器端表面是否透明。

☞条款解读

以上五个测试项目与对应的国际标准差别不大，使用标准时需要注意的有以下几点：

（1）上一版管路标准（YY 0267—2008）中有对采样口与空气监测器相对位置的要求（4.4.6.3 中要求采样口不应置于空气监测器下游位置），YY 0267—2016 中已删除此项，但相应增加了此种情况下说明书的要求，即在说明书中必须声明采样口引入空气进入血路时空气监测器可能无法监测发现，以提醒临床使用者注意相关操作，避免发生危险。

（2）血路容量测试时，仅测试临床使用时血路预期与血液接触的部分；测试时，应先按生产企业提供的说明，将气泡捕获器灌注到说明书推荐或产品上标记的预充水平。

（3）国际标准中对气泡捕获器预充水平的要求是"当安全操作监控系统需要预冲水平的要求时，标记预冲水平是强制性的"，而国内市场上的产品，仅小部分血路产品（多为进口产品）会在气泡捕获器上标记预冲过程气泡捕获器中的液体液面应保持的水平，大多数体外循环血路产品不带标示，因此行业标准在转化过程中根据国情增加了可在使用说明书上说明气泡捕获器的预冲水平的选择。产品气泡捕获器上无标注预冲水平的企业，建议关注产品说明书中是否需要补充相关信息。

（4）因不少体外循环血路在制成成品时已将传感器保护器安装在血路相应管道的末端，常有生产企业或标准使用者混淆一体型和分离型传感器保护器的概念。实际上，只有传感器保护器管路与传感器保护器为一体成型者称为一体型（即管道与传感器保护器之间直接相连，而不通过任何接口相连）。其他的传感器保护器，无论是事先安装在血路成品中还是单独作为独立小包装的组件放在血路单包装中，只要能在不破坏产品结构的情况下使之与血路分离，都称为分离型传感器保护器。传感器保护的作用是气体可以通过，但液体不能通过，从而防止液体进入压力传感器。通常血路成品上的传感器保护器在出厂时都带有保护帽，在进行传感器保护器测试时，应拆下保护帽，敞开机器端再进行压力测试。

（5）ISO 8638：2010 要求企业设计时考虑血路对血液的破坏，但无具体指标，仅检查企业设计文件，不适合我国国情，行业标准中删除了该条款。

📖 条款

【要求】

4.4.10 泵管的性能

在预定的入口压力范围内 0kPa ～ 33.3kPa（0mmHg ～ 250mmHg），流量相对偏差不应超过 10%。

【试验方法】

5.5.10 泵管的性能

将血路置于产品适用的恒流泵上，用水作为试验液体，设置机器显示流量（L_0）为 200mL/min（或产品的推荐使用流量），测定实际流量（L_1）；通过调整血路进水口大小，使入口处的负压逐渐增加到 33.3kPa（250mmHg），在负压达到 33.3kPa（250mmHg）的 10min 后，测定实际流量（L_2），按式（1）、式（2）计算流量相对偏差，检验结果应符合规定。

$$\delta_1 = \left| \frac{L_0 - L_1}{L_0} \right| \times 100\% \quad\cdots\cdots (1)$$

$$\delta_2 = \left| \frac{L_1 - L_2}{L_1} \right| \times 100\% \quad\cdots\cdots (2)$$

式中：

δ_1——正常压力下流量相对偏差；

δ_2——33.3kPa（250mmHg）压力下流量相对偏差；

L_0——机器显示流量；

L_1——正常压力下机器实际流量；

L_2——33.3kPa（250mmHg）压力下机器实际流量。

注：如果是仲裁检验，应采用合适的透析机代替恒流泵。

☞条款解读

泵管性能要求的测试目的是保证泵管在临床治疗过程中意外受压时，仍能保持正常工作，输送与设备流量设置显示一致的血流量。

使用标准时应注意以下几点：

（1）对应的国际标准中，仅规定了要求泵管在进口处 0～250mmHg 的条件下都能保持良好的性能，而没有具体的指标要求及操作方法。为使该条款要求更便于实施和操作，行业标准在制定时补充了相关试验方法，并提出 10% 的指标规定，增加标准可操作性。

（2）按测试时液体流动方向，各部件参考安装次序如下：进水口、调节前端压力使用的夹具、压力表、血泵或配套的血液净化设备、出水口。

（3）除样品本身的材料和结构设计外，测试使用的设备与样品是否配套也会影响测试结果。在进行型式检验时，有些样品可能需要厂家提供合适的配套设备。

（4）测试中需使用压力表，可以使用指针式压力表或数字式压力表，数字式压力表使用效果更好。入口处的负压建议使用能进行细微调整且调整后能保持中值稳定在所需压力的夹具。数字式压力表及夹具示例参见图4。

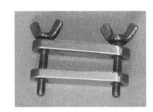 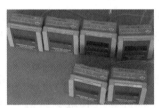 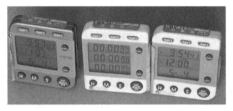

图4　泵管性能测试设备示例（数字式压力表、夹具）

（5）随着体外循环血路的发展，现在市面上已出现不少适用于特殊治疗的体外循环血路，临床使用流量为 200mL/min 以外的数值。2016 年版标准中增加了相应说明，流量可采用生产企业推荐的临床使用流量进行测试，以适用于不同类型的产品。

📖条款

【要求】

4.5 血路顺应性

体外循环血路可以被夹紧而闭合。

【试验方法】

5.6 血路顺应性

将体外循环血路充满水，使用适用的夹具夹紧血路，然后施加 1.5 倍于生产厂建议的最大正压，夹紧 20min 后观察，不应有泄漏发生。

注：如果是仲裁检验，应采用适用的透析机上的夹具。

☞条款解读

此条与对应的国际标准基本一致，目的是测试在透析结束或紧急情况需要夹闭停止时，能否确保血路中的液体不再流动。与结构密合性测试相类似，测试顺应性时需要生产厂提供血路临床使用中的最大正压，测试压力为最大正压的 1.5 倍。当使用的夹具不同时，夹闭的力度和松紧度可能不同，因此仲裁检验规定采用产品适用的配套设备上的夹具。

📖 条款

【要求】

4.6 微粒污染

体外循环血路应洁净，其每平方厘米内表面积上的 15μm ～25μm 的微粒数不得超过 1 个，大于 25μm 的微粒数不得超过 0.5 个。

【试验方法】

5.7 微粒污染

按照 GB 19335—2003 的附录 A 或其他等效方法进行测定，应符合 4.6 规定。

☞条款解读

临床治疗过程中，体外循环血路与人体血液接触面较大，其内腔所携带的微粒可能随血液循环进入人体，既不能被机体代谢吸收，也不受体内抗凝系统的影响，其危害是严重和持久的。进入体内的微粒越大、数量越多，对人体的危害性越大：较大微粒，可造成局部循环障碍；微粒过多，可造成局部堵塞、供血不足和组织缺氧，产生水肿和静脉栓塞；还可能滞留在肺部由巨噬细胞包围和增殖形成肉芽肿、碰撞血小板使血小板减少甚至造成出血、刺激组织而产生炎症性肿块、引起热原反应和过敏反应等。因此，必须严格控制体外循环血路管道内部的微粒含量。测试时应注意以下几点：

（1）为避免检测过程的干扰，整个检测过程宜在洁净环境中进行。检验前应进行如下准备步骤：

a）操作前净化系统必须启动至少 30min，并严格执行洁净室工作制度。

b）测试前，应使用经过滤的冲洗液冲洗过滤器、转换开关和软管，初次试验冲洗液应不少于 2L。

c）取空白样进行测试，直至空白样中微粒含量达到稳定值。

（2）测试过程中的注意事项：

a）取样杯在取样过程中，应注意避免污染。

b）若检测出现不合格，下一次检测前应重新对取样杯反复冲洗后复测空白值。

c）如果结果接近临界值，建议严格控制空白值的初始数值及精密度后复试，且检查测试环境及操作方法是否可能引入污染。

（3）应特别注意，制样方法和试验条件可能对检测结果造成很大的影响。测试时应避免以下常见误区：

a）用微粒计数器上的 5mL 取样挡代替 100mL 取样挡进行检测。

b）制备洗脱液的方法引入干扰因素过多。

c）制备洗脱液时未考虑单位面积上的均匀冲洗。

📖 条款

【要求】

4.7 化学性能

4.7.1 还原物质

20mL 检验液与同批空白对照液所消耗的高锰酸钾溶液 $[c(KMnO_4)=0.002mol/L]$ 的体积之差应不超过 2.0mL。

4.7.2 重金属

当用原子吸收分光光度计法（AAS）或相当的方法进行测定时，检验液中钡、铬、铜、铅、锡的总含量应不超过 $1\mu g/mL$。镉的含量应不超过 $0.1\mu g/mL$（仲裁法）。

当用比色法进行测定时，检验液呈现的颜色应不超过质量浓度 $\rho(Pb^{2+})=1\mu g/mL$ 的标准对照液。

4.7.3 酸碱度

检验液与同批空白对照液对比，pH 值之差不得超过 1.5。

4.7.4 蒸发残渣

50mL 检验液的蒸发残渣的总量不超过 2mg。

4.7.5 紫外吸光度

检验液的吸光度应不大于 0.1。

4.7.6 色泽

检验液应无色透明。

4.7.7 环氧乙烷残留量

体外循环血路用环氧乙烷气体灭菌时，其环氧乙烷残留量应不大于 $10\mu g/g$。

【试验方法】

5.8 化学性能试验

5.8.1 制备检验液

取一套样品和玻璃烧瓶连成一密闭的循环系统，玻璃烧瓶加入符合 GB/T 6682 的一级水或二级水 250mL，样品另外灌满水，温度保持在 $37℃+1℃$，通过一合适的恒流泵，使水以 200mL/min 的流量循环 4h，收集全部液体冷却至室温作为检验液。

取同体积水，不装样品同法制备空白对照液。

5.8.2 还原物质试验

按 GB/T 14233.1—2008 中 5.2.2 规定进行，应符合 4.7.1 的规定。

5.8.3 重金属试验

原子吸收法：按 GB/T 14233.1—2008 中 5.9.1 规定进行检验，应符合 4.7.2 的规定。

比色法：按 GB/T 14233.1—2008 中 5.6.1 规定进行检验，应符合 4.7.2 的规定。

5.8.4 酸碱度试验

按 GB/T 14233.1—2008 中 5.4.1 规定进行，应符合 4.7.3 的规定。

5.8.5 蒸发残渣试验

按 GB/T 14233.1—2008 中 5.5 规定进行，应符合 4.7.4 的规定。

5.8.6 紫外吸收光度试验

按 GB/T 14233.1—2008 中 5.7 规定在 250nm～320nm 波长范围内进行，应符合 4.7.5 的规定。

5.8.7 色泽

目测检验液，应符合 4.7.6 的规定。

5.8.8 环氧乙烷残留量

按 GB/T 14233.1—2008 的规定进行，应符合 4.7.7 的规定。

☞条款解读

（1）化学性能属于行标转化时新增加的项目。化学性能测试结果与原材料的质量以及生产过程中的添加物（如增塑剂、黏合剂等）直接相关。测试过程中，试验用水均应符合 GB/T 6682 中二级水的要求。所有分析都以两个平行试验组进行，其结果应在允许相对偏差限度内，以算数平均值作为测定结果。若测得的结果一份合格、一份不合格，则不得平均计算，应重新测定。

（2）样品液的制备方法制定依据是模拟临床的使用条件，制样时注意需要先将产品内腔灌满水，再额外增加 250mL 水作为浸提液。循环速度 200mL/min 及制样时长 4h 来源于临床治疗时常规使用条件。

（3）还原物质又称易氧化物，是体外循环血路管检测中的常见不合格项目之一。生产工艺过程中为提高高分子材料可塑性添加的增塑剂、粘接管道组件与接头组件所使用的黏合剂、环氧乙烷灭菌时的残留等，都可能影响还原物质项目的测试结果。在临床使用中与 pH 较高的药液接触时，还原物质可能会逐渐析出，与药液发生反应，产生对人体有害的物质，影响药效和患者健康。测试时，取制得的检验液 20mL，按照 GB/T 14233.1 中 5.2.2 间接滴定法进行测试。

（4）重金属试验，按照 GB/T 14233.1 中 5.9.1 原子吸收分光光度法和 5.6.1 硫代乙酰胺比色法进行。硫代乙酰胺比色法的原理是铅、铬、铜、锌等重金属与硫代乙酰胺作用生成不溶性有色金属硫化物。原子吸收分光光度法和硫代乙酰胺比色法测试的侧重点不同：前者准确度高，但只能重点测试特定元素；后者则为粗略测试检验液中重金属的总含量。检验时，两种方法都需进行。

（5）酸碱度试验，按照 GB/T 14233.1 中 5.4.1 酸度计法进行测试。测试前可先粗测样品酸度值，根据粗测值所在的 pH 范围选用合适的标准缓冲溶液对电极进行校正后，再对检验液进行测定。

（6）蒸发残渣试验，取 50mL 检验液按照 GB/T 14233.1 中 5.5 蒸发残渣法进行测试。此测试中，蒸发皿恒重是影响测试结果准确性的重要因素。所谓恒重，是指连续两次干燥后的重量之差不得超过 0.3mg。干燥后的蒸发皿应置于干燥器中冷却，冷却后再进行称量，应保证冷却和称量环境条件基本一致。

（7）紫外吸光度测试也是化学性能测试中常见的不合格项目。测试时，取制备不超过 5h 的供试溶液和空白对照液，以空白对照液为参比，按 GB/T 14233.1 中 5.7 紫外分光光度计法进行检测，在 250～320nm 波长范围内进行扫描。测试时若样品液中含有悬浮物或液体非澄清状态，可用 $0.45\mu m$ 的微孔滤膜过滤，以避免漫射光的干扰。

📖 条款
【要求】
4.8 有效期
应给出有效期，有效期内产品应符合规定要求。
【试验方法】
5.9 有效期
5.9.1 取过期不超过一个月的产品（仲裁法，宜优先采用），或按 YY/T 0681.1 进行加热老化后，检测 4.2、4.3、4.4.1，结果应符合 4.8 的规定。5.9.2 ~ 5.9.4 给出了按 YY/T 0681.1 确定加速老化因数进行加速老化的方法示例。

5.9.2 取老化因子 $Q_{10} = 2.0$，环境温度 $T_{RT} = 22℃$ 时，老化温度与老化因数对照表见表 1。选择加速老化温度，确定加速老化因数 AAF。推荐采用 $60℃$ 作为加速老化温度。

表 1　老化温度老化因数对照表

加速老化温度（℃）	加速老化因数 AAF	与实际贮存一年相当的老化时间（d）
50	6.96	52.4
55	9.85	37.1
60	13.93	26.2
65	19.70	18.5
70	27.86	13.1

注：一般地说，体外循环血路不能承受超过 $60℃$ 的温度，因此，推荐采用 $60℃$ 作为加速老化温度。但如果生产企业提出要求，可以采用其他温度。

5.9.3 根据样品剩余有效期天数，用式（3）计算加速老化时间（准确至 0.1d）。

$$t = d/AAF \cdots\cdots\cdots\cdots\cdots\cdots\cdots\cdots\cdots\cdots（3）$$

式中：
t——加速老化时间；
d——剩余有效期天数；
AAF——加速老化因数。

5.9.4 按加速老化温度、加速老化时间老化样品。
5.9.5 老化结束后，将样品在常温下放置 3d，在 10d 内开始进行各项实验。
☞ 条款解读
（1）在将国际标准转化为行业标准时，调整了有效期条款要求。ISO 8638：2010 中有效期条款要求，使用过期产品或加速老化后的产品，检验生物安全性、无菌和机械密合性；而 YY 0267—2016 中仅要求检验无菌、热原和机械密合性。在首次注册检验时，有效期为重要检验项目，而此项目也是产品技术要求中较易发生缺漏的项目。

（2）YY 0267—2016 中有效期加速老化试验方法对应的国内标准是 YY/T 0681.1《无菌医疗器械包装试验方法　第 1 部分：加速老化试验指南》。加速老化温度的选择与产品的加速老化效果密切相关，温度越低，对产品的材质性能影响越小，但加速老化所耗时间越长；老化温度越高，老化时长越短，但越容易对产品的性能造成损坏。通常体外循环血路产品能承受的最高温度为 60℃，因此在型式试验中，通常选择采用 60℃ 对产品进行加速老化。如果产品有特殊要求的，企业可根据自身产品的情况参考 YY/T 0681.1，选择不同的老化温度、Q_{10} 值和环境温度值计算加速老化因数。

（3）产品距离过期时间越远，加速老化的时间越长。注册检验时，建议生产企业尽量提供过期产品（但过期不要超过一个月）或距离有效期时间较短的产品。

【参考文献】

［1］陈香美. 血液净化标准操作规程［M］. 北京：人民卫生出版社，2021.

［2］郑月宏，王克勤. 血液透析通路的建立及维护［M］. 北京：人民军医出版社，2014.

［3］丁小强，滕杰. 血液透析血管通路临床规范［M］. 北京：人民卫生出版社，2018.

［4］三胜咨询. 2015—2020 年中国血液透析行业发展前景预测与投资战略规划分析报告［R］.

［5］国家食品药品监督管理总局. 一次性使用血液透析管路注册技术审查指导原则（2016 年第 146 号）［R］.

YY 0598—2015 解读

一、基本情况

（一）产品简介及临床应用情况

YY 0598—2015《血液透析及相关治疗用浓缩物》适用于血液透析及相关治疗用浓缩物。

血液透析及相关治疗用浓缩物（以下简称血液透析浓缩物）是指血液透析、血液透析过滤等相关治疗用浓缩液或干粉。浓缩液是指一种含有高浓度电解质的液体，可含葡萄糖。使用浓缩液时按指定比例用透析用水稀释成透析液后使用，其溶质成分取决于临床需要；干粉是由一种或者多种固态化学物质按一定比例组成，使用时需用透析用水溶解成浓缩液。血液透析干粉和血液透析浓缩液示意图见图1。

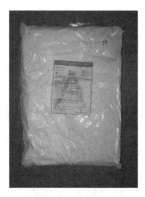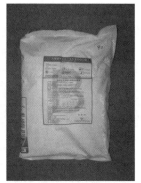

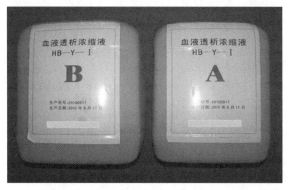

图1 血液透析干粉和血液透析浓缩液（并非唯一型式）

　　血液透析浓缩物的溶质成分及离子浓度取决于临床需要，在血液透析治疗中起重要作用：带走血液中的代谢废物，调节血浆电解质紊乱和酸碱平衡。在血液透析治疗中，它流动于透析器半透膜患者血液的对侧，通过对流、弥散、吸附和超滤等物理过程，与患者血液中的物质进行交换，调节患者血液中的成分，纠正电解质失衡、酸碱平衡紊乱，清除体内代谢产物毒素，达到血液净化治疗的目的。

　　血液透析浓缩物分为醋酸盐型和碳酸氢盐型透析产品，其溶质成分取决于临床需要。常用的碳酸氢盐型血液透析浓缩物由 A 剂与 B 剂组成。A 剂主要成分为氯化钠、氯化钾、氯化钙、氯化镁及少量调节 pH 值用的有机酸（冰醋酸或其他替代物）；B 剂主要成分为碳酸氢钠，部分还含有氯化钠。按照治疗的需要，部分血液透析及相关治疗用浓缩物 A 剂中还需添加其他成分，如葡萄糖等。表 1 为血液透析浓缩物的主要成分：

表 1　血液透析浓缩物的主要成分

	氯化钠（NaCl）
	氯化钾（KCl）
A 干粉/浓缩液（pH 值：2.0～4.0）	氯化钙（$CaCl_2$）
	氯化镁（$MgCl_2$）
	有机酸（冰醋酸或其他替代物）
	部分含有葡萄糖
B 干粉/浓缩液（pH 值：8.0 左右）	碳酸氢钠（$NaHCO_3$）
	部分含有氯化钠（NaCl）

　　血液透析浓缩物的典型生产流程举例：

　　（1）血液透析浓缩液。

　　主要流程：原料领用→配料→透析液配制→送检→过滤灌装→封口、贴签→成品入库。

　　●原料领用：领取原材料库里经检验人员检测合格的原料进入车间。

　　●配料：根据生产计划称量所需原料。

　　●透析液配制：投料人员把称量好的原料倒入加好水的搅拌罐内，定容至标准位置后开始搅拌，搅拌至溶液完全溶解，静置至溶液澄清无原料残留。

　　●送检：取配制完的透析液送质检部检测。

　　●过滤灌装：将检测合格的透析液通过操作灌装线，分装到清洗、消毒后的透析液桶内，将桶盖扣严，经传送带送至下一工位。

　　●封口、贴签：用电磁封口机将传送过来的透析桶进行封口，再把打印好的标签贴在指定位置。

　　●成品入库：把封口、贴签完毕的透析液成品擦拭干净后，整齐摆放到托盘上。托盘摆满后陆续把整托产品放入成品库。

（2）血液透析浓缩干粉。

主要流程：原料领用→筛分→称量→分装→封口→装箱、成品入库。

● 原料领用：领取原材料库里经检验人员检测合格的原料进入车间。

● 筛分：把原料用振动筛分机加工。

● 称量：根据生产计划称量所需配料，边称量边按工序装袋。

● 分装：分装与称量为同一工序，像"装箱、成品入库"一样合并成"称量、分装"。

● 封口：把加工完的半成品用封口机进行封口。

● 装箱、成品入库：把加工完的粉按型号要求装入包装箱，摆放到托盘上，最后放入成品库。

在我国，血液透析浓缩物按照三类医疗器械管理，为国家重点监管医疗器械。血液透析浓缩物的监管状况详见表 2：

表 2　血液透析浓缩物的监管状况

产品名称	所属类别	监管类别	在《医疗器械分类目录》（2017 年版）中分类情况
血液透析及相关治疗用浓缩物	无源	三类	10 输血、透析和体外循环器械——04 血液净化及腹膜透析器具——01 血液透析器具——一次性使用血液透析浓缩物

（二）市场使用情况

各医院使用血液透析浓缩物的方式不同，血液透析浓缩液可以每台透析机单独使用，或者透析室使用集中供液系统（集中供液系统分为集中供浓缩液和集中供透析液）。两种供液方式同时使用也很普遍，例如，A 液使用集中供液，B 液使用桶式单独供液。干粉可以由透析机在线溶解为液体浓缩液，也可以统一溶解后集中送到透析机，或分成小桶再送到透析机。

根据统计，截至 2019 年我国终末期肾病（ESRD）患者超过 300 万人，需要进行透析治疗。据医械研究院估计，当前获得血液透析治疗的 ESRD 患者有 71 万人，按照每周透析 2.5 次，平均每人一年透析 130 次，则血液透析次数约为 9 230 万次/年，按每次 240 元的治疗价格（患者个人负担部分）推算，2019 年实际在血液净化治疗方面支出的医疗费超过 222 亿元。[①]

根据国家统计局数据，截至 2019 年，我国城镇基本医疗保险和新农合的参保人数目前已超过 13 亿，实现城乡医保全覆盖。透析治疗的报销比例由 50% 以内提升到 80% 以

---

① 彭琨懿. 2020 年中国血液透析行业发展现状和市场前景分析　产业发展空间广阔［EB/OL］.（2020 - 04 - 14）https：//www. qianzhan. com/analyst/detail/220/200413 - 91423aa6. html.

上，这些是释放透析治疗需求的最主要原因。[①]

（三）生产企业情况

由于血液透析浓缩物的生产技术门槛较低，国内生产企业技术水平已完全达到该类产品的标准要求，再加上原材料和物流成本等因素的制约，与国外产品相比，国内产品具有明显的价格优势。因此，我国血液透析浓缩物市场以国内厂商产品为主，90%以上产品为国产品牌。

据不完全统计，2020年国内生产企业有45家。血液透析干粉、血液透析浓缩液系列产品主要成本在于生产、仓储、运输，由于运输成本高，合理运输半径在800公里内。由于受到原材料和物流成本等因素的影响，各地市场占有率均表现为很强的地区性，生产企业主要分布在天津、北京、辽宁、江苏、山东、河北、广东、四川等地，其他省市生产企业较少，分布极不均匀。在我国销售该类产品的国外生产企业共5家，主要来自德国、意大利。进口产品的主要代理单位4家，地址均在上海。

据不完全统计，2020年该产品的有效国内注册证有87个，其中国产注册证有81个，进口注册证6个（详见表3、图2）。血液透析浓缩物主要分为浓缩液及浓缩干粉两种类型。经统计，全国血液透析浓缩物注册证中，浓缩粉占比稍多于浓缩液，浓缩液占44.2%，浓缩粉占65.8%。

表3　2020年血液透析浓缩物国内有效注册证分布表

序号	注册证数量（个）	主要分布	厂家数量	生产单位/进口总代理	代理商数量	主要分布
1	16	天津	8	天津泛美医材有限公司	/	/
2				天津瑞鹏医疗器械有限公司		
3				天津市标准生物制剂有限公司		
4				天津市肾友达医疗设备技术开发有限公司		
5				天津市海诺德工贸有限公司		
6				天津泰士康制药科技有限公司		
7				天津市挚信鸿达医疗器械开发有限公司		
8				天津威高药业有限公司		
9	12	江苏	5	南京海波医疗器械有限公司	/	/
10				常州华岳微创医疗器械有限公司		
11				盐城仁越生物科技有限公司		
12				江苏纳海生物科技有限公司		
13				华裕（无锡）制药有限公司		

---

① 彭琨懿. 2020年中国血液透析行业发展现状和市场前景分析　产业发展空间广阔［EB/OL］.（2020 – 04 – 14）https：//www.qianzhan.com/analyst/detail/220/200413 – 91423aa6.html.

（续上表）

序号	注册证数量（个）	主要分布	厂家数量	生产单位/进口总代理	代理商数量	主要分布
14	9	山东	2	青岛普瑞森医药科技有限公司	/	/
15				山东威高药业股份有限公司		
16	6	河北	2	河北紫薇山制药有限责任公司	/	/
17				黄骅市思创医疗用品有限公司		
18	6	广东	4	广州白云山明兴制药有限公司	/	/
19				广州百特医疗用品有限公司		
20				广东宝莱特医用科技股份有限公司		
21				广州康盛生物科技有限公司		
22	3	北京	3	北京联合易康医疗器械有限公司	/	/
23				北京迈凌医疗技术发展有限公司		
24				东友法莫西（北京）科技发展有限公司		
25	3	上海	2	上海和亭商贸有限公司	/	/
26				济泰（上海）生物科技有限公司		
27	4	四川	2	瑞鹏医疗器械成都有限公司	/	/
28				四川肾友达科技有限公司		
29	3	辽宁	3	辽宁恒信生物科技有限公司	/	/
30				辽宁三生科技发展有限公司		
31				沈阳海德维仪器设备有限公司		
32	3	浙江	2	杭州元祺生物科技有限公司	/	/
33				浙江济民制药股份有限公司		
34	1	黑龙江	1	黑龙江三鑫医疗科技有限公司	/	/
35	3	湖北	1	武汉柯瑞迪医疗用品有限公司	/	/
36	3	吉林	3	吉林省富生医疗器械有限公司	/	/
37				长春海伯尔生物技术有限责任公司	/	/
38				吉林省莱沃医疗科技有限公司	/	/
39	2	江西	1	江西三鑫医疗科技股份有限公司	/	/
40	3	河南	2	河南省驼人血滤医疗器械有限公司	/	/
41				洛阳远洋伦拿医疗有限公司	/	/
42	1	安徽	1	芜湖道润药业有限责任公司	/	/
43	1	云南	1	云南三鑫医疗科技有限公司	/	/
44	1	海南	1	海南朗腾医疗设备有限公司	/	/
45	1	陕西	1	三原富生医疗器械有限公司	/	/

（续上表）

序号	注册证数量（个）	主要分布	厂家数量	生产单位/进口总代理	代理商数量	主要分布
46	6	/	5	费森尤斯医药用品（上海）有限公司	4	上海
47				贝朗医疗（上海）国际贸易有限公司		
48				尼普洛贸易（上海）有限公司		
49				百特医疗用品贸易（上海）有限公司		

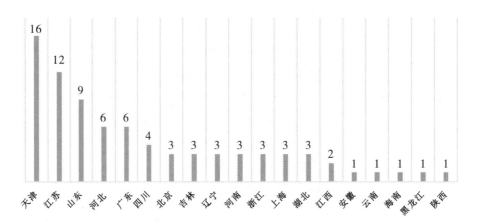

图2　2020年血液透析浓缩物国产注册证数量分布图

二、血液透析浓缩物相关标准现状

国内现行有效标准是强制性行业标准 YY 0598—2015 及其1号、2号修改单，YY 0598—2015 修改采用 ISO 13958：2009 Concentrates for haemodialysis and related therapies（《血液透析及相关治疗浓缩物》），相关信息详见表4。2018年，YY 0598—2015 分别发布了第1、2号修改单，相关信息详见表6。

表4　血液透析及相关治疗用浓缩物适用标准

标准编号	标准名称	发布日期	实施日期	实施情况	备注
YY 0598—2015	血液透析及相关治疗用浓缩物	2015 - 03 - 02	2017 - 01 - 01	现行有效	强制执行

2019年2月，由外科植入物技术委员会（ISO／TC 150）心血管植入物和体外系统分技术委员会（SC 2）编制，ISO 23500 一系列标准发布，涉及血液透析及相关治疗用液体的制备及质量管理指南。ISO 13958 已被 ISO 23500 - 4：2019 Guidance for the preparation and quality management of fluids for haemodialysis and related therapies —Part 4：Concentrates for haemodialysis and related therapies（《血液透析和相关治疗方法用液体的制备和质量管理指南：第4部分　血液透析和相关治疗用浓缩物》）代替，欧洲标准 EN 13867 – 2002（包含修改件 A1 – 2009）也已作废。2021 年，YY 0598—2015 依据 ISO 23500 – 4：2019 进行修订。

三、国内外标准对比情况

YY 0598—2015《血液透析及相关治疗用浓缩物》的制定根据有关要求和国际接轨，修改采用 ISO 13958：2009 Concentrates for haemodialysis and related therapies。与国际标准相比，依据我国国情，YY 0598—2015 与 ISO 13958：2009 存在的主要技术性差异及其原因见表5。

表 5　YY 0598—2015 与 ISO 13958：2009 的主要技术性差异及其原因

YY 0598—2015 条款	YY 0598—2015 与 ISO 13958：2009 的主要技术性差异	原因
/	删除 ISO 13958：2009 中 3.6、3.12、3.14、3.15、3.16、3.17、3.18、3.20 的条款	GB/T 13074—2009 中有表述
/	删除 ISO 13958：2009 中关于添加剂的条款	与我国法规相违背
4.1 ~ 4.3	对化学原料、容器和用水的要求作出了编排调整，明确了现行药典中对主要化学原料的要求	便于执行
5.1	对 ISO 13958：2009 物理性状项作出了修改，明确了具体要求	便于执行
5.3	对 ISO 13958：2009 微生物限度项作出了修改，明确了具体要求	便于执行
5.6	对 ISO 13958：2009 微粒污染项增加了对所含微粒的具体要求	便于执行
附录 D	对批量输送系统、浓缩液生成器、生产设备、透析室内浓缩液混合系统的要求作出了编排调整；对浓缩液生成器、浓缩物混合器系统的标识要求作出了编排调整	便于执行
附录 D	对批量输送系统、浓缩液生成器、生产设备、透析室内浓缩液混合系统的要求作出了编排调整；对浓缩液生成器、浓缩物混合器系统的标识要求作出了编排调整	便于执行

四、与有关现行法律法规和其他相关标准的协调性

YY 0598—2015《血液透析及相关治疗用浓缩物》于 2015 年 3 月 2 日发布，2017 年 7 月 1 日实施，并替代 YY 0598—2006 标准。该标准的修订时间是 2010 年，因此引用了 2010 年版《中华人民共和国药典》，而当前通行的《中华人民共和国药典》版本已更新为 2020 年版。企业起草技术要求时应注意引用药典版本的更新。

五、标准适用范围及其条款解读

（一）标准适用范围

YY 0598—2015《血液透析及相关治疗用浓缩物》规定了浓缩物的化学成分组成及其纯度，微生物污染，浓缩物的处理、度量和标识，容器的要求和浓缩物质量检验所需要的各项测试。YY 0598—2015 不包括临床操作的技术要求，血液透析专业人员应选定适用的透析技术，并且应知道使用透析液进行每一种治疗的安全要求和风险。

YY 0598—2015 不适用于透析用水、血液透析和相关治疗用透析液、腹膜透析液、在线血液滤过或在线血液透析滤过的置换液、非在线配制的血液透析滤过和血液滤过的置换液、治疗中浓缩物与透析用水配制成最终使用浓度的混合过程、透析液的再生系统。

（二）标准条款解读

本章中，将逐条对 YY 0598—2015《血液透析及相关治疗用浓缩物》的技术要求进行深度解读，并指出企业使用标准应该注意的问题。YY 0598—2015 应结合 1、2 号修改单使用（详见表 6）。

表 6 YY 0598—2015 修改单

序号	修改单编号	内容	发布及生效日期	修改原因
1	YY 0598—2015 第 1 号修改单	全文规范性引用"《中华人民共和国药典（二部）》（2010 年版）"的内容修改为"中华人民共和国药典（2015 年版）"	2018 - 04 - 11	《中华人民共和国药典》更新
2	YY 0598—2015 第 2 号修改单	4.2.8 碳酸氢钠（$NaHCO_3$）改为应符合"《中华人民共和国药典（二部）》（2015 年版）碳酸氢钠项下（供血液透析用）的有关规定"	2018 - 06 - 14	

📖 条款

4 物料

4.1 容器

容器（包括封盖）中所含物在处理、储存、运输中不得对 5.2 中规定的浓度限度和其他技术要求造成影响。每个容器的容积不得低于所装浓缩物的体积或质量的标示装量。容器和封盖应可以维持对微生物状况的要求。

☞ 条款解读

按《国家药监局关于进一步完善药品关联审评审批和监管工作有关事宜的公告》（2019 年第 56 号），直接接触药品的包装材料和容器改为在国家药品监督管理局药品审评中心进行登记与药品制剂关联审批，不再执行行政许可。血液透析浓缩物企业可参考《直接接触药品的包装材料和容器标准》提供证明文件。推荐性行标 YY/T 1494—2016《血液透析及相关治疗用浓缩物包装材料通用要求》于 2016 年 7 月 29 日发布，2017 年 6 月 1 日实施，该标准规定了血液透析及相关治疗用浓缩物包装材料质量检验的通用技术要求，包括分类与性状、要求、试验方法、标志、包装、运输、贮存，适用于血液透析及相关治疗用浓缩物包装材料。

📖 条款

4.2 化学原料

应符合以下标准中的规定要求。原料进厂时，应逐批检验。

4.2.1 氯化钠（NaCl）

应符合《中华人民共和国药典（二部）》（2010 年版）氯化钠项下的有关规定。

4.2.2 氯化钙（$CaCl_2 \cdot 2H_2O$）

应符合《中华人民共和国药典（二部）》（2010 年版）氯化钙项下的有关规定。

4.2.3 氯化钾（KCl）

应符合《中华人民共和国药典（二部）》（2010 年版）氯化钾项下的有关规定。

4.2.4 氯化镁（$MgCl_2 \cdot 6H_2O$）

应符合 WS – 10001 –（HD – 0476）–2002 氯化镁项下的有关规定。

4.2.5 醋酸钠（$CH_3COONa \cdot 3H_2O$）

应符合《中华人民共和国药典（二部）》（2010 年版）醋酸钠项下的有关规定。

4.2.6 无水葡萄糖（$C_6H_{12}O_6$）

应符合《中华人民共和国药典（二部）》（2010 年版）无水葡萄糖项下的有关规定。

4.2.7 葡萄糖（$C_6H_{12}O_6 \cdot H_2O$）

应符合《中华人民共和国药典（二部）》（2010 年版）葡萄糖项下的有关规定。

4.2.8 碳酸氢钠（$NaHCO_3$）

应符合《中华人民共和国药典（二部）》（2010 年版）碳酸氢钠项下（供注射用）的有关规定。

4.2.9 冰醋酸（$C_2H_4O_2$）

应符合《中华人民共和国药典（二部）》（2010 年版）冰醋酸项下的有关规定。

4.2.10 醋酸（$C_2H_4O_2$）

应符合《中华人民共和国药典（二部）》（2010 年版）醋酸项下的有关规定。

4.2.11 其他物料

应符合《中华人民共和国药典（二部）》（2010 年版）、国家药品标准的现行技术要求，包括所有可适用条款，以及《中华人民共和国药典（二部）》（2010 年版）附录、国家药品标准中可适用的检验方法。

4.3 用水

配制浓缩液所用水质应符合 YY 0572 的规定。

☞条款解读

ISO 13958：2009 和 ISO 23500 - 4：2019 中对化学原料的描述一致："所有化学原料均应符合适用的药典要求，包括符合凡例的所有适用部分以及检测和含量测定的通用要求。如果其他要求都满足，允许超出各论中钠、钾、钙、镁和/或 pH 的限度，必要时应对最终处方中的上述这些离子进行校正。同样地，如果制造商进行了内部检测以符合适用的药典要求，则无须遵守用于血液透析的化学原料的药典要求。"由此可见，国际标准并未规定每种原辅料的具体要求。YY 0598—2015 明确要求，血液透析浓缩物原料应符合药典、国家药品标准中的具体相关条款。对于化学原料，本标准要求实行进厂逐批检验（不是验证），主要是为了保证对原料杂质含量的控制（YY 0598—2015 中的成品检验中不含杂质含量控制），同时为了避免不经检验导致使用假冒原料的风险。[①] 除了对化学原料实施逐批检验外，生产企业应按药品审评中心要求提供化学原料证明文件或供方资质证书。

2018 年 6 月发布的 YY 0598—2015 第 2 号修改单对血液透析浓缩物中的碳酸氢钠做了规定"应符合《中华人民共和国药典（二部）》（2015 年版）碳酸氢钠项下（供血液透析用）的有关规定"。由于铝、铜极易在透析患者体内蓄积，铝、铜污染物一直是透析用水的检测重点，血液透析用碳酸氢钠原料增加了对铝盐、铜盐的控制要求。

《中华人民共和国药典》从 2015 年版开始，由一部、二部、三部和四部组成，将各部的共性附录进行整合，原附录更名为通则，将通则、药用辅料单独列入《中华人民共和国药典（四部）》。YY 0598—2015 的修订时间是 2010 年，当时发布实施的药典为《中华人民共和国药典》（2010 年版），因此，YY 0598—2015 化学原料的以下内容需更新：

（1）氯化镁在 YY 0598—2015 原文中的内容表述为："应符合 WS - 10001 - （HD - 0476）- 2002 氯化镁项下的有关规定。"由于 YY 0598—2015 在 2010 年修订时，氯化镁并未收录于《中华人民共和国药典》中，因此引用了 WS - 10001 - （HD - 0476）- 2002。现氯化镁作为辅料收录于《中华人民共和国药典（四部）》（2020 年版）中，在《中华人民共和国药典》2020 年版中的要求比 WS - 10001 - （HD - 0476）- 2002 的要求更高一

---

① 冯晓明，奚廷斐.《血液透析与相关治疗浓缩物》行业标准研制概况［J］. 中国医疗器械信息，2006，12（10）：39 - 40.

些，增加了溴化物、水分、铝盐、钡盐、钾盐等要求。

（2）醋酸钠、冰醋酸、醋酸在血液透析浓缩物中实质上作为辅料使用。YY 0598—2015 修订时《中华人民共和国药典》未将药用辅料单独收录，现醋酸钠、冰醋酸、醋酸已作为辅料收录于《中华人民共和国药典（四部）》（2020 年版）中。

（3）YY 0598—2015 未对枸橼酸（$C_6H_8O_7 \cdot H_2O$）作出要求，现枸橼酸作为辅料收录于《中华人民共和国药典（四部）》（2020 年版）中。

透析用水的现行有效版本为 YY 0572—2015《血液透析及相关治疗用水》，取代 YY 0572—2005，其中内毒素要求由原来的不超过 1EU/mL 改为 0.25EU/mL；增加对总氯、锑、铍、铊四种化学污染物最大允许量的要求；删除对氯胺、氯、锡等三种化学污染物最大允许量的要求。

📖 条款

【要求】

5.1 性状

浓缩液或干粉配制成的浓缩液应无可见异物，颜色应不深于 1 号黄色（或黄绿色）比色液。

【试验方法】

6.1 性状

6.1.1 总则

浓缩液或干粉按使用说明配制成浓缩液后性状按 6.1.2 和 6.1.3 方法检查，观察结果均应符合 5.1 的规定。

6.1.2 可见异物

取样品分作 5 份于 10mL 纳氏比色管中，按《中华人民共和国药典（二部）》（2010 年版）附录 IX H 可见异物检查法进行（灯检法），不得检出金属屑、玻璃屑、长度或最大粒径超过 2mm 纤毛和块状物等明显外来的可见异物，并在旋转时不得检出烟雾状微粒柱。

6.1.3 溶液颜色

按《中华人民共和国药典（二部）》（2010 年版）附录 IX A 溶液颜色检查法（第一法）规定的方法进行。

1 号修改单改为依据"中华人民共和国药典（2015 年版）"。

☞ 条款解读

性状在一定程度上反映物质的纯度及原辅料质量。此项检测主要从目视的角度，判断产品中是否存在有色或者大颗粒的杂质污染。血液透析浓缩液的包装并非无色透明，无法从包装桶外部判断浓缩液是否有可见异物、颜色是否合格，这是对该性状检测方法的误解。市面上的产品大多采用不透明容器包装，此项检测需按照《中华人民共和国药典（四部）》（2015 年版）通则 0904 可见异物检查法进行（灯检法）：将浓缩液或干粉配成的浓缩液倒入洁净透明的纳氏比色管中检测。检测此性能应在暗室中进行，使用照度达到 1 000 ~ 1 500lx 的澄明度检测仪。将供试品置于遮光板边缘处，在明视距离（指供试品至人眼的清晰观测距离，通常为25cm），手持容器颈部，轻轻旋转和翻转容器（但应避免产生气泡），使药液中可能存在的可见异物悬浮，分别在黑色和白色背景下目视检查，重复观察，总检查时限为20s。

📖 条款

【要求】

5.2 溶质浓度

在保存期限内，钠离子应为标示量的97.5%~102.5%，其他溶质的浓度应为标示量的95.0%~105.0%。

【试验方法】

6.2 溶质浓度

6.2.1 检验液的制备和测定

精密量取浓缩液（如为干粉，按使用说明配制成浓缩液）。任何一种浓缩液的取样量不低于10mL，平行取样两份，按使用说明要求的混合比例用透析用水配制成7.2所标示浓度（标示量）的透析液为检验液（如需要，配制成检验方法所要求的浓度范围为供试液），以透析用水为空白试液，立即测定，结果应为两份样品测定值的算术平均值。

注1：6.2所涉及的检验方法适用于醋酸盐透析液和碳酸氢盐透析液溶质浓度的检验，对其他类型透析液的检验仅为参考。

注2：其他溶质浓度的检验，应首先选用《中华人民共和国药典》的方法，如果药典无检验方法或检验方法不适用，所使用的方法应在报告中说明。任何分析方法，只要证明分析可靠，都可以采用。"分析可靠"是指当对溶质进行测定时，所选择的分析方法具有足够的准确度、精密度、选择性、线性和灵敏度，且适用于血液透析及相关治疗用浓缩物。

注3：检验时，应扣除试验用水（透析用水）中所含被测物（如钙离子）对检测结果造成的影响。

6.2.2 离子

选用表1（略）中所示的推荐方法进行测试，计算检验液离子浓度，扣除空白后的结果应符合5.2的规定。

6.2.3 葡萄糖

取检验液，按《中华人民共和国药典（二部）》（2010年版）"葡萄糖氯化钠注射液"项下方法测试，以样品旋光度三次测定结果的算术平均值与2.0852相乘，即得供试液量中含水葡萄糖（$C_6H_{12}O_6 \cdot H_2O$）的质量（g），计算结果应符合5.2的规定。

注：应排除其他旋光性物质的干扰。

1号修改单改为依据"中华人民共和国药典（2015年版）"。

☞条款解读

国际标准中没有明确的溶质浓度检验液制备方法。YY 0598—2006参考欧洲药典、美国药典，规定了溶质浓度的检验液为按使用说明配制的最终透析液，更能体现产品的临床使用质量安全，并具备可操作性。YY 0598—2015 中检验液制备方法与 YY 0598—2006 一致。YY 0598—2015 中醋酸（或醋酸根）的要求由 90%～110% 提高为 95.0%～105.0%，与 ISO 13958：2009 保持一致。

血液透析液中主要离子概况：①钠离子是细胞外液的主要阳离子，透析液中钠离子浓度对患者血压的稳定性起着重要作用。依据行标规定，钠离子应为标示量的 97.5%～102.5%，允差为 ±2.5%。钠在透析液中的含量最高，浓度约为 138mmol/L，是透析液电导率的主要影响物质。②氯离子是细胞外液维持渗透压的主要阴离子，调节与控制着细胞外液的容量和渗透压。依据行标规定，氯离子应为标示量的 95.0%～105.0%，允差为 ±5.0%，在透析液中浓度约为 110mmol/L。③钾浓度是影响心脏节律和收缩力的因素之一，可改变透析过程中心血管的耐受性，钾离子浓度失衡可能诱发心律不齐；透析液钙浓度对维持机体钙的动态平衡极为重要，且可避免患者体内钙代谢紊乱而导致的副作用；镁是一种细胞内阳离子，主要存在于骨细胞中。[①] 这三种离子来源于原料氯化钾、氯化钙、氯化镁，钾、钙、镁离子在透析液中的常规浓度依次为 2mmol/L、1.5mmol/L、0.5mmol/L，含量远小于钠离子、氯离子，氯化钾、氯化钙、氯化镁原料含量占比较少，较难均匀混合于大量的氯化钠原料中。

离子浓度不合格是透析液检测中最常遇到的问题。通常出现的离子浓度不合格，可能由以下因素导致：第一，产品标签离子浓度、配比标示有误；第二，生产过程中各成分计算错误，导致配方出现问题；第三，混合时间过短，原辅料混合不均；第四，混合时间过长，不同比重的粉剂发生分层；第五，投料过程有损耗；第六，原辅料质量不合格。透析浓缩物的离子浓度取决于生产时原料的纯度、各原料加入的比例、称量仪器的准确度等，透析干粉还会受到装量影响（详见"5.5 装量"说明）。

生产企业或检测机构进行成品溶质浓度检测时，还要注意按产品标示的比例配制透析液。透析干粉配制成浓缩液时一般应整包配制，既符合临床使用情况，又能避免干粉运输和存放过程中的成分分离、结晶等导致的局部不均匀问题。由于透析液配制后温度的变化或剧烈搅拌易导致其中碳酸氢根的分解、pH 变化等，时间长了还会产生碳酸钙和碳酸镁沉淀，因此临床使用和检测都需要即配即用，一般使用期限为当天。

📖 条款

【要求】

5.3 微生物限度

含碳酸氢盐的浓缩液（或干粉按使用比例配制成浓缩液后）的细菌总数应不大于 100CFU/mL，真菌总数应不大于 10CFU/mL，大肠杆菌应不得检出。

注：没有任何文献报道酸性浓缩物支持细菌生长，酸性浓缩物该项不适用。

【试验方法】

6.3 微生物限度

---

① 王质刚．血液净化学［M］．北京：北京科学技术出版社，2016：12.

6.3.1 供试液制备

浓缩液，直接取样成为供试液；

对干粉，各称取样品 20g，按使用说明用 pH 7.0 无菌氯化钠—蛋白胨缓冲液配制成浓缩液，成为供试液。

6.3.2 细菌数和真菌数检查

供试液经薄膜过滤后，按《中华人民共和国药典（二部）》（2010 年版）附录 XI J 微生物限度检查法规定的方法进行，符合 5.3 的规定。

6.3.3 大肠杆菌检查

按《中华人民共和国药典（二部）》（2010 年版）附录 XI J 微生物限度检查法规定的方法进行，应符合 5.3 的规定。

1 号修改单改为依据"中华人民共和国药典（2015 年版）"。

☞条款解读

血液透析液微生物控制是血液净化中的关键问题。微生物限度要求主要为了防止半透膜破裂、微生物穿透的风险。同时，微生物的残骸也可能产生内毒素，内毒素可进入人体而产生危害。由于血液透析浓缩 B 液主要成分是碳酸氢盐，呈弱碱性（pH7.7～7.9），微生物在 B 液中繁殖能力很强。B 液易引起微生物生长一直是其质量控制的一大难题，前几年监督抽验中多次检出 B 液微生物项目不合格的情况，国家药品监督管理局针对上述情形逐步加大对该类产品企业的飞行检查以及监督抽检力度。通过加强监管，以及企业对生产环境、工艺及包装的改进，该产品的质量得到了一定的提高。微生物污染是血液透析浓缩物的重要指标，该项目仍需列入重点监管项目。

《中华人民共和国药典（四部）》（2015 年版）通则与《中华人民共和国药典（二部）》（2010 年版）微生物限度检查的方法差异较大，企业制定技术要求时应相应更改为："含碳酸氢盐的浓缩液（或干粉按使用比例配制成浓缩液后）的细菌总数应不大于100CFU/mL，真菌总数应不大于 10 CFU/mL，大肠杆菌应不得检出。注：没有任何文献报道酸性浓缩物支持细菌生长，酸性浓缩物该项不适用。"由于醋酸盐浓缩物（A 液）是单一产品且不利于细菌生长，本标准对 A 液的微生物限度不作要求。

相对于 ISO 13958，YY 0598—2015 明确了微生物检测的具体要求：①需氧菌、霉菌和酵母菌检查：供试液经薄膜过滤后，按《中华人民共和国药典（四部）》（2015 年版）通则"1105 非无菌产品微生物限度检查：微生物计数法"规定的方法进行；②大肠埃希菌检查：供试液经薄膜过滤后，按《中华人民共和国药典（四部）》（2015 年版）通则"1106 非无菌产品微生物限度检查：控制菌检查法"规定的方法进行。

微生物限度不合格的形成原因可能是：①微生物在碳酸氢钠溶液中繁殖能力很强；②配制浓缩液所用生产用水不符合 YY 0572—2015《血液透析及相关治疗用水》的要求，生产用水微生物和内毒素不合格；③生产过程中浓缩液未经过符合要求的 0.45μm（或更精细的）的过滤器过滤；④未在符合要求的生产环境中生产，血液透析浓缩物的生产环境要求 10 万级，B 液生产车间建议增加百级层流操作台；⑤直接接触浓缩液的包装材料不符合标准要求，血液透析浓缩物的包装材料应符合《直接接触药品的包装材料和容器标准》要求；⑥未按要求做好稳定性验证。浓缩物稳定性验证建议参考《中华人民共和国药典》中《原料药与药品制剂稳定性试验指导原则》的药物制剂要求，根据该结果确定产品有效期；⑦生产过程中所用称量、配制、过滤等设备未按要求做好消毒及消毒效果验证；⑧原料在生产加工、贮存中微生物没有得到有效控制，可能导致微生物超标；⑨产品包装不严密，液体虽未泄漏，但溶液易受微生物污染。

为防止微生物污染，企业应对生产体系的符合性和质量管理进行加强：加强培训，增强车间工人无菌意识；加强监控配制浓缩液所用透析用水的微生物限度；严格做好生产过程中所用称量、配制、过滤设备的消毒及消毒效果验证工作；确保血液透析浓缩物的包装材料符合《直接接触药品的包装材料和容器标准》要求；生产模式向高度自动化生产模式发展，有效减少人工操作引发的微生物污染；建议在 B 液桶外加上塑料膜包装，以防止因不密封导致微生物污染。

📖 条款

【要求】

5.4 内毒素限量

浓缩物的配制与包装应使用经过验证的过程，浓缩物以细菌内毒素用水配制成透析液后，透析液的细菌内毒素含量应不大于 0.5EU/mL。

【试验方法】

6.4 内毒素限度

供试液的制备和测定：

浓缩液，直接取样成供试液；

对干粉，称取样品 5g，用细菌内毒素检查用水按使用说明配制成浓缩液成供试液。

取供试液按使用说明的比例混合，以细菌内毒素检查用水代替透析用水稀释后按《中华人民共和国药典（二部）》（2010 年版）附录XⅠ E 方法检查，计算结果应符合 5.4 的要求。

1 号修改单改为依据"中华人民共和国药典（2015 年版）"。

☞ 条款解读

碳酸氢盐浓缩液中容易存在细菌或细菌代谢产物，细菌残骸可能衍生内毒素，细菌内毒素可透过半透膜，进入机体血液循环系统而引起发热等一系列不良反应。为了保证产品质量，血液透析浓缩物以细菌内毒素检查用水配成透析液后，透析液细菌内毒素含量应不大于 0.5EU/mL。

结合 1 号修改单，本试验按《中华人民共和国药典（四部）》（2015 年版）通则"1143 细菌内毒素检查法"检查，其利用鲎试剂与内毒素产生凝集反应的原理，检测由革兰氏阴性菌产生的细菌内毒素，以判断供试品中细菌内毒素的限量是否符合规定。本试验采用凝胶法进行，包括鲎试剂灵敏度复核、干扰实验、限量试验检查。

值得关注的是，凝胶法检测内毒素所用原料鲎（中国鲎、圆尾蝎鲎）被列为国家二级保护动物，目前部分鲎试剂生产企业已宣布停产部分型号鲎试剂，导致检验室鲎试剂紧缺。因此，有必要尽早研究可靠的检测细菌内毒素的替代方法。重组 C 因子法不依赖动物源性成分，是目前鲎试剂内毒素检测的改良方法。C 因子是鲎试剂中对细菌内毒素敏感的蛋白，能够选择性识别内毒素，重组 C 因子则是一种人工合成的 C 因子，它被细菌内毒素活化后，可与荧光底物作用产生与内毒素浓度成正比例的荧光信号。重组 C 因子法采用酶标仪，根据反应混合物中的内毒素浓度和其孵育终止时的荧光值之间存在量化关系来测定细菌内毒素的含量。①

继欧洲药典（EP）后，重组 C 因子法已写入《中华人民共和国药典（四部）》（2020年版）"9251 细菌内毒素检测法应用指导原则"，ISO 23500 – 3、ISO 23500 – 4、ISO 23500 – 5（2021 讨论稿）也提出将重组 C 因子法纳入国际标准中，但尚未收录具体检测方法，由此可见国内外对重组 C 因子检测法研究的重视。

📖 条款

【要求】

5.5 装量

浓缩液的装量应不小于标示装量。干粉应为标示装量的 98.0% ～102.0%。

【试验方法】

6.5 装量

用适用的测定体积或者重量的方法，结果应符合 5.5 的要求。

☞条款解读

YY 0598—2006 规定："浓缩液的装量应不小于标示装量。干粉应为标示装量的 97.5% ～102.5%。"本版标准对装量要求作出更改，与 ISO 13958：2009 一致。

血液透析浓缩粉的装量是该产品的关键项目。血液透析浓缩粉在临床使用以及检测中需要先配制成产品标示体积的浓缩液，因此干粉装量还会影响实际使用时透析浓缩液的离子浓度（装量偏低则离子浓度偏低，装量偏高则离子浓度偏高），进而影响按比例配制成透析液的离子浓度。生产商应将装量控制到接近标示装量的 100%，以免检测以及临床使用中出现离子浓度的偏离。

在注册和委托检验时发现，浓缩液装量较常出现不合格，暴露了部分企业的罐装工艺可能存在以下缺陷：①浓缩液罐装机器设置的体积准确度低，机器未经过计量，罐装体积不合格；②罐装工艺存在缺陷，部分企业仍采用人工肉眼判断罐装体积，极易造成浓缩液体积偏差；③罐装过程出现洒漏，导致体积偏低；④包装密封工艺存在缺陷，在正常运输贮存中易发生渗漏、结晶及微生物污染。

📖 条款

【要求】

5.6 微粒污染

浓缩物稀释为透析液后的不溶性微粒状况：≥10μm 的微粒应不大于 25 个/mL，

---

① 国家药典委员会. 中华人民共和国药典：2020 年版（四部）[S]. 北京：中国医药科技出版社，2020：5.

≥25μm的微粒应不大于 3 个/mL。

注：浓缩液应当经过 1μm（或更精细的）的过滤器过滤。过滤器应使用无纤维释放且不含已知的对人体有损伤的材料的膜。

【试验方法】

6.6 微粒污染

供试液的制备：按 6.2 法以一种浓缩液取样（如为干粉按使用说明与注射用水混合成浓缩液）稀释至最终浓度，成浓缩物的供试液，立即测定。

取供试液按《中华人民共和国药典（二部）》（2010 年版）附录ⅨC"注射液中不溶性微粒检查法（光阻法）"进行，扣除注射用水的本底液微粒数，计算透析液单位体积内微粒的含量（如为碳酸氢盐透析液，应分别测定 A、B 液的微粒含量，合并计算透析液的微粒含量），应符合 5.6 的要求。

1 号修改单改为依据"中华人民共和国药典（2015 年版）"。

☞条款解读

不溶性微粒可能导致透析设备堵塞、损坏及故障从而影响透析。

相对于 YY 0598—2006，本版标准增加具体要求"浓缩物稀释为透析液后的不溶性微粒状况：≥10μm 的微粒应不大于 25 个/mL，≥25μm 的微粒应不大于 3 个/mL"，参考了《中华人民共和国药典》中注射剂的规定。结合 1 号修改单，按照《中华人民共和国药典（四部）》（2015 年版）通则"0903 不溶性微粒检查法"的规定，采用光阻法对产品进行测试。

注意：①该产品的不溶性微粒检测供试液与透析液不同：先以一种浓缩液取样（如为干粉，按使用说明与注射用水混合成浓缩液）稀释至最终浓度成供试液，分别测定 A、B液的微粒含量，合并计算透析液的微粒含量；②每一供试液依法测定至少 3 次，每次取样应不少于 5mL，记录数据；每个供试品第一次数据不计，取后续测定结果的平均值计算。

YY 0572—2015 解读

一、标准制定的背景及意义

YY 0572—2015《血液透析及相关治疗用水》是对血液透析及相关治疗中制备透析浓缩液和透析液及血液透析器再处理用水的最低要求。

和正常人相比,慢性肾衰竭血液透析患者对各种物质的敏感性明显增加,大部分化学污染物对正常人并无明显影响,但对透析患者是有毒性作用的,若透析用水或透析液的质量不合格,将增加一系列严重并发症甚至死亡的概率。

血液透析及相关治疗用水中污染物质的种类包括微生物、无机盐和不溶性颗粒等,均可对人体造成损害。水中的微生物主要是细菌及其释放和降解产物(内毒素),偶尔也有真菌、病毒和酵母等,当有合适的 pH、营养和温度时,它们能很快地繁殖。如果透析膜被破坏,细菌就可以进入患者的血液中,引起败血症。有数据表明,在使用高通量透析器和有反超滤发生时,细菌的产物和细胞膜也可以通过透析膜孔进入血液,引起致热反应。在透析用水中,内毒素是一个重点关注的微生物学指标。透析用水的内毒素超标是透析治疗中患者发生热原反应的主要原因之一。内毒素,又称脂多糖或者致热原,是革兰氏阴性菌和某些蓝藻的细胞壁成分,主要由菌体解体后释放。内毒素聚集体的分子量范围为 100 000 ~ 900 000Da,其单体为 2 000 ~ 20 000Da,因此,透析治疗中内毒素单体完全可以通过透析膜进入血液。内毒素入血后成为外源性的强免疫刺激因子,可导致单核—巨噬细胞活化,引发一系列细胞因子如白介素 – 1(IL – 1)、白介素 – 6(IL – 6)和肿瘤坏死因子(TNF – α)等的释放,刺激体温调节中枢,引起体温升高。发生热原反应,大多数的患者经积极处理后病情均能得到缓解,但对身体衰弱、心肺功能差的患者却可能致命。较低浓度内毒素污染的透析用水虽然不引起热原反应,但长期的内毒素刺激会形成慢性炎症,可能导致长期血液透析患者 β_2 – 微球蛋白淀粉样病变、动脉粥样硬化以及营养不良,这将直接影响患者的生活质量,导致心血管疾病高发,甚至危及生命。透析治疗中去除内毒素的是反渗膜和超滤膜、内毒素过滤器。

化学物质游离氯是指水溶性分子氯、次氯酸或次氯酸根或它们的混合物,如果患者与高浓度活性氯胺接触,可发生溶血性贫血(红细胞破裂)或溶血。氯胺能够弥散通过透析膜,所以要求透析用水中活性氯胺不能超过 0.1mg/L,游离活性氯不能超过 0.5mg/L。

可溶性无机盐,包括透析液中的有毒化学物、电解质和微量元素。水和透析液中钙镁离子浓度过高,可引发硬水综合征。微量元素包括铝、铜、锌、镉、砷、汞、铅、银、硒、铬和钡等。铝离子浓度过高可引起急性铝中毒、透析性痴呆、铝相关骨病、小细胞低色素性贫血；铜浓度过高使红细胞与游离铜接触可发生急性溶血；如果血浆中锌含量高可引起发热、恶心、呕吐和严重贫血，而慢性锌缺乏的主要症状有智力障碍、精神抑郁症、视觉障碍、性功能缺乏等；严重镉中毒可导致骨软化和顽固性贫血；慢性砷中毒可引起皮肤色素沉着、肝脏问题和神经系统的危害；慢性汞中毒可以产生神经、肾脏和口腔炎等问题，以及震颤、失眠和语言障碍等并发症；铅中毒有皮肤和胃肠的表现（急性腹痛、顽固性便秘），也有神经系统的表现（纹状肌麻）和红细胞的损伤；硒缺乏时可发生心肌病、贫血、免疫功能改变、骨骼肌病变和增加心血管系统的发病率。高浓度硝酸盐、亚硝酸盐、硫酸盐、氟化物可诱发正铁血红蛋白血症，引起发绀和血压下降；硫酸盐可诱发恶心、呕吐和代谢性酸中毒；高氟的临床并发症开始是恶心、呕吐和心脏兴奋增强，随后发生迟缓性心律失常和手足抽搐，长期低水平氟中毒可造成骨软化和骨质疏松。不溶性颗粒和纤维，包括纤维和胶体，像沙子和泥土等，可以损坏设备和反渗膜。

YY 0572—2015《血液透析及相关治疗用水》规定的产品是处理水（Product water），其定义是完全通过水处理系统处理、进入血液透析设备的水，临床上用于与血液透析和相关治疗用浓缩物混合配制成最终的透析液。如需要，处理水还会用于血液透析设备管道再处理（清洁，测试及与消毒剂混合）。处理水是原水经过一定的处理，使水质达到规定的要求。这类水处理系统包括各种设备，如水质软化器、反渗透装置、去离子装置、高效过滤器、微型过滤器、活性炭过滤器、紫外线消毒器和水箱。处理水的品质取决于原水的水质和整个水处理系统的性能。

在透析治疗刚开始临床应用时，透析用水直接采用未经过处理的自来水。20世纪60年代，为防止患者发生硬水综合征，透析用水要求去除胶体、钙、镁、氯等物质；至20世纪70年代，为防止水中铝絮凝剂引发"透析痴呆"和水中残留氯引起溶血作用，开始采用反渗透和离子交换技术去除离子，使用活性炭技术去除水中残留的氯和氯胺；至20世纪80年代，随着碳酸盐透析、高通量透析膜和容量控制超滤技术在透析治疗中的应用，透析水质要求逐渐提高，关注重点从化学污染转向微生物污染。目前，透析用水设备中推荐采用双级反渗透技术，虽然出水中有机物浓度很低，但是一些贫营养微生物，如某些革兰氏阴性菌仍可生长繁殖。如果透析治疗出现透析膜破损，透析用水中的细菌进入血液会引发菌血症。当透析膜没有破损时，虽然细菌不能通过透析膜，但是细菌分解产物如内毒素等在某些操作条件下可以穿过某些高通量透析膜进入血液中，仍然具有潜在的危害。

二、与国际标准的比对情况，与有关法律、法规、标准的关系

目前，国内关于透析用水水质方面的标准是修改采用 ISO 13959：2009（E）制定出的符合我国国情的 YY 0572—2015《血液透析及相关治疗用水》。该标准对血液透析用水的化学污染物和微生物指标进行了规定，同时提出关键参数的指导性检测方法和步骤，为国内水处理系统生产者、血液透析机构对水质进行评估提供了标准支持。

2009 年美国 AAMI 标准《血液透析用水处理设备》（ANSI/AAMI RD 62：2006/A1：2009）中对化学污染物（包括无机离子和残留消毒剂）的规定增加至 22 项。AAMI 标准（ANSI/AAMI - RD 62：2006/A1：2009）的微生物指标涉及细菌总数和内毒素两项，其限

值和干预值参见表1。欧盟和日本的透析用水中微生物指标（细菌总数和内毒素）明显高于美国 AAMI 标准（ANSI/AAMI - RD 62：2006/A1：2009），例如日本的透析用水内毒素限值为 0.05EU/mL。2009 年 4 月国际标准化组织发布的 ISO 13959：2009《血液透析和相关治疗用水》中将微生物标准提高至同欧盟一致，细菌总数限值为 100CFU/mL，内毒素限值为 0.25EU/mL。同时美国发布 ANSI/AAMI/ISO 26722—2009《血液透析及相关治疗用水处理设备》，并以此代替了美国 AAMI 标准（ANSI/AAMI RD 62：2006/A1：2009），对透析用水的微生物指标进行修订，明确规定细菌总数和内毒素限值等同于 ISO 13959：2009。2014 年 4 月国际标准化组织发布的 ISO 13959：2014《血液透析和相关治疗用水》并未对 2009 年版的微生物和化学污染物指标作出修改，只是增加了一些术语的解释和检测方法如 ICPMS 法，以及一些文字性的描述。我国现行的 YY 0572—2015《血液透析及相关治疗用水》修改采用了 ISO 13959：2009，与之相比主要差异在于删除已在 GB/T 13074—2009 中界定的术语和定义，增加了附录 B（资料性附录），以及修改相关技术要求和试验方法。

表 1　各国透析用水微生物质量控制标准对比

标准	发布时间	透析用水	
		细菌总数（CFU/mL）	内毒素（EU/mL）
国际标准/ISO 13959：2014	2014 年	不超过 100	不超过 0.25
中国/YY 0572—2015（ISO 13959：2009，MOD）	2015 年	不超过 100	不超过 0.25
国际标准/ISO 13959：2009	2009 年（已废止，被 ISO 13959：2014 替代）	不超过 100	不超过 0.25
中国/YY 0572—2005（ISO 13959：2002，MOD）	2005 年（已废止，被 YY 0572—2015 替代）	不超过 100	不超过 1
美国/ANSI/AAMI/ISO 26722 - 2009	2009 年	<100	<0.25
美国/ANSI/AAMI RD 62：2006/A1：2009	2009 年（同年作废）	标准：<200 干预：100	标准：<2 干预：1
欧盟/药典	2005 年	<100	<0.25
日本/透析医学会	2008 年	<100	<0.05

表 2　透析用水中化学物质最高允许浓度对比

化学物质	AAMI（mg/L）	欧盟药典（mg/L）	YY 0572—2005（mg/L）	ISO 13959：2009（mg/L）	YY 0572—2015（mg/L）	ISO 13959：2014（mg/L）
钙	2.000 0	2.000 0	2.000 0	2.000 0	2.000 0	2.000 0
镁	4.000 0	2.000 0	4.000 0	4.000 0	4.000 0	4.000 0
钠	70.000 0	50.000 0	70.000 0	70.000 0	70.000 0	70.000 0
钾	8.000 0	2.000 0	8.000 0	8.000 0	8.000 0	8.000 0
铝	0.010 0	0.010 0	0.010 0	0.010 0	0.010 0	0.010 0
锑	0.006 0	0.006 0	/	0.006 0	0.006 0	0.006 0
砷	0.005 0	0.005 0	0.005 0	0.005 0	0.005 0	0.005 0
钡	0.100 0	0.100 0	0.100 0	0.100 0	0.100 0	0.100 0
铍	0.000 4	0.000 4	/	0.000 4	0.000 4	0.000 4
镉	0.001 0	0.001 0	0.001 0	0.001 0	0.001 0	0.001 0
氯胺	0.100 0	0.100 0	0.100 0	/	/	/
铬	0.014 0	0.014 0	0.014 0	0.014 0	0.014 0	0.014 0
铜	0.100 0	0.100 0	0.100 0	0.100 0	0.100 0	0.100 0
氰化物	0.020 0	0.020 0	/	0.020 0	/	/
氟化物	0.200 0	0.200 0	0.200 0	0.200 0	0.200 0	0.200 0
氯	0.500 0	0.500 0	0.500 0	/	/	/
总氯	/	/	/	0.100 0	0.100 0	0.100 0
铅	0.005 0	0.005 0	0.005 0	0.005 0	0.005 0	0.005 0
银	0.000 2	0.000 2	0.005 0	0.005 0	0.005 0	0.005 0
硝酸盐	2.000 0	2.000 0	2.000 0	2.000 0	2.000 0	2.000 0
硒	0.090 0	0.090 0	0.090 0	0.090 0	0.090 0	0.090 0
汞	0.005 0	0.005 0	0.000 2	0.000 2	0.000 2	0.000 2
硫酸盐	100.000 0	100.000 0	100.000 0	100.000 0	100.000 0	100.000 0
铊	0.002 0	0.002 0	/	0.002 0	0.002 0	0.002 0
锡	/	/	0.100 0	/	/	/
锌	/	/	0.100 0	0.100 0	0.100 0	0.100 0

三、标准条款解读

以下对 YY 0572—2015《血液透析及相关治疗用水》标准条款逐条进行解读。

📖 条款

1 范围

本标准规定了血液透析、血液透析滤过和在线（on-line）血液滤过或在线（on-line）血液透析滤过中制备透析浓缩液和透析液及血液透析器再处理所用水的最低要求。

本标准不涉及水处理设备的操作，亦不涉及由处理水与浓缩物混合后制成供治疗用的透析液。这些操作只能由专业透析人员负责操作。

本标准不适用于透析液再生系统。

☞条款解读

该条款规定了本标准的适用范围。另外，如果处理水用于血液透析器再处理（清洁、测试及与消毒剂混合），用户应保证处理水符合本标准要求。应在重复使用设备的进水口测定处理水。

📖 条款

2 规范性引用文件

下列文件对于本文件的应用是必不可少的。凡是注日期的引用文件，仅注日期的版本适用于本文件。凡是不注日期的引用文件，其最新版本（包括所有的修改单）适用于本文件。

GB/T 13074—2009 血液净化术语

中华人民共和国药典（二部）（2010 年版）

☞条款解读

该条款引用适合我国标准体系的文件，符合我国国情，不必重新对相关术语作解释，也避免与现行的标准文件相冲突。

📖 条款

3 术语和定义

GB/T 13074 界定的及下列术语和定义适用于本文件。

3.1 干预水平　action level

污染物浓度，当达到该浓度时应采取干预措施阻断其升高至不可接受的水平。

3.2 总氯　chlorine total

游离氯和结合氯的总和。

注：氯在水中主要以溶解的氯分子（游离氯）或化学物形式（结合氯）的形式存在。结合氯的主要成分是氯胺，常用于水源消毒。

3.3 透析用水　dialysis water

满足本标准的要求且适用于血液透析用途的水，包括透析液的制备用水、透析器的再处理用水、透析浓缩液的制备用水和在线置换液制备用水。

☞条款解读

上述条款解释了本标准中除 GB/T 13074 外出现的术语，其中对总氯作出了明确规定，与2009年版中出现的氯区分开来。引入了干预水平的概念，作为在实际应用中的预防措施。

📖 条款

4 要求

4.1 微生物要求

透析用水中的细菌总数应不超过100CFU/mL，干预水平应建立在系统微生物动力学知识之上。通常，干预水平是最大允许水平的50%。

透析用水中的内毒素含量应不超过0.25EU/mL。必须建立干预水平，通常，是最大允许水平的50%。

注：见 A.1 中关于这些要求的历史。

4.2 化学污染物

透析用水中化学污染物的浓度应不超出表1和表2的规定。

注：见附录 A.2 中对给出值的解释。

当透析用水用于血液透析器的再处理时（清洗、测试和混合消毒剂），应警示用户，透析用水应符合本标准的要求，透析用水应在进入透析器再处理设备的入口处进行检测。

表1 透析用水中有毒化学物和透析溶液电解质的最大允许量

污染物	最大允许浓度 mg/L[a]
血液透析中已证明毒性的污染物	
铝	0.01
总氯	0.1
铜	0.1
氟化物	0.2
铅	0.005
硝酸盐（氮）	2
硫酸盐	100
锌	0.1
透析溶液中的电解质	
钙	2（0.05 mmol/L）
镁	4（0.15 mmol/L）
钾	8（0.2 mmol/L）
钠	70（3.0 mmol/L）
[a] 除非有其他注明。	

表 2   透析用水中微量元素的最大允许量

污染物	最大允许浓度 mg/L
锑	0.006
砷	0.005
钡	0.1
铍	0.000 4
镉	0.001
铬	0.014
汞	0.000 2
硒	0.09
银	0.005
铊	0.002

5 试验方法

5.1 验证和监测透析用水

按照 4.1 和 4.2 的规定,透析用水的水质应在安装水处理装置时验证,透析用水水质的监测应在安装后实行。

5.2 透析用水的微生物试验

应在透析液装置和供水回路的连接处收集试样,取样点应在供水回路的末端或在混合室的入口处。

试样应在收集后 4h 内进行检测,或立即冷藏,并在收集后 24h 内检测,应采用常规的微生物检验方法(倾注平板法、涂布平板法、薄膜过滤法)获得细菌总数(标准培养皿计数),薄膜过滤法是首选的检测方法,但不接受接种环法。

可以参考采用《中华人民共和国药典(二部)》(2010 年版)中规定的方法;或

培养基宜选用胰化蛋白胨葡萄糖培养基(TGEA)、R2A 营养琼脂培养基(R2A)或其他确认能提供相同结果的培养基,不能使用血琼脂培养基和巧克力琼脂培养基,推荐使用 17℃~23℃ 的培养温度和 168h(7d)的培养时间,确认能提供相同培养结果的其他培养时间和温度也适用。没有方法可以给出微生物总数。

应使用鲎试剂法测定内毒素,其他确认能提供相同结果的检测方法也适用。

5.3 化学污染物的检测方法

依照表 1 中所列出的要求,适用的化学分析方法可以参考《中华人民共和国药典(二部)》(2010 年版),参考美国公共卫生协会的方法、参考美国环保局的方法,或其他等同有效的方法。

表 3 列出了每种污染物的检测方法。

表3　化学污染物的分析方法

污染物	检测名称
铝	原子吸收（电热法）
锑	原子吸收（平台法）
砷	原子吸收（气态氢化物法）
钡	原子吸收（电热法）
铍	原子吸收（平台法）
镉	原子吸收（电热法）
钙	EDTA 滴定法或原子吸收（火焰法）[a]或特定离子电极法或电感耦合等离子体质谱（火焰法）
总氯	DPD 硫酸铁滴定法或 DPD 比色法
铬	原子吸收（电热法）
铜	原子吸收（火焰法）或新亚铜试剂法
氟化物	离子选择电极法或2－（4－磺基苯偶氮）变色酸（SPADNS）法
铅	原子吸收（电热法）
镁	原子吸收（火焰法）[a]或电感耦合等离子体质谱（火焰法）
汞	冷原子吸收法
硝酸盐	镉还原法
钾	原子吸收（火焰法）[a]或火焰光度法或特定离子电极法或电感耦合等离子体质谱（火焰法）
硒	原子吸收（气态氢化物法）[a]或原子吸收（电热法）
银	原子吸收（电热法）
钠	原子吸收（火焰法）[a]或火焰光度法或特定离子电极法或电感耦合等离子体质谱（火焰法）
硫酸盐	浊度测定法
铊	原子吸收（平台法）
重金属总含量	比色法
锌	原子吸收（火焰法）[a]或双硫腙法

[a] 为仲裁方法。

☞条款解读

第4章和第5章是本标准的核心内容，对透析用水作出了具体的要求并指出对应的试验方法。

许多国家和地区制定的标准均规定了透析用水的细菌培养方法及具体操作步骤，目前尚未达成一致性。例如 AAMI 标准建议选用 TSA 培养基，采用薄膜过滤法或涂布平板法，在 35℃ ~ 37℃ 条件下培养，48h 后菌落计数。《欧洲最佳血液透析实践指南》（EBPG 标准）的操作步骤基本同 AAMI 标准，不同之处在于建议选用 TGEA 或 R2A 培养基，20℃ ~ 22℃ 条件下培养，7d 后菌落计数。大部分国外研究结果都表明 EBPG 建议的方法敏感性高于 AAMI 标准。虽然 EBPG 方法细菌检出率高，但至少要培养 7d，时间长，不利于临床开展常规检测；而且如果透析用水细菌数超标，患者有潜在并发菌血症或内毒素血症的风险，不利于透析室及时采取预防及整改措施。

本标准列举的各元素的检验方法以原子吸收法为主，仲裁方法也是原子吸收法。钙、镁、钾、钠四种元素增加了电感耦合等离子体质谱检测法（ICPMS 法）。随着电感耦合等离子体质谱仪在各大检验机构的普及，在微量元素检测手段上，比原子吸收有明显优势的 ICPMS 法逐渐被公众所接受。值得注意的是，在 ISO 13959：2014 中 ICPMS 法已经作为单元素检测的基本手段之一。

四、实施过程中应注意的问题

应该每月常规检测透析用水的微生物含量。对透析用水进行内毒素检测时，其取样位置通常在末端或入口处，例如水处理系统的末梢可验证水处理效果；透析机透析用水入口处可验证管道污染情况；透析器的透析液入口处可验证透析液内毒素情况。

取样步骤：准备好无菌无热原取样瓶，打开阀门放流半分钟左右，取样人员戴一次性无菌手套，将取样瓶塞用酒精棉球消毒后取下，迅速对准水流，接满瓶，盖瓶塞（若影响瓶管塞，可倒掉部分），封口膜封口，送检验。

注意事项：应使用无热原取样瓶；取样人员应清洗双手、酒精喷手、戴一次性无菌手套；取样过程应保持无菌，时间要短，动作要快，减少污染；送检过程一定要密封。

YY 1272—2016 解读

一、标准制定的背景及意义

内毒素广泛存在于革兰氏阴性菌中，在不同菌株之间其化学结构略有不同。其通常用于描述革兰氏阴性菌的细胞壁中发现的蛋白质和脂多糖（LPS）分子的复合物，在微生物生产过程中自然脱落，或者在微生物裂解时释放出来。在文献资料中内毒素和脂多糖经常混用，但在临床上，内毒素这一术语最常采用，常用作监测水和透析液质量的指标。脂多糖是革兰氏阴性菌外膜的重要成分，占细菌外表面积的近75%，并且具有多种生理功能，是引发病人致热性等不良反应的主要原因之一。脂多糖主要由三部分组成：代表表面抗原的长杂多糖链（O-特异性链）、核心寡糖和作为外膜锚定作用的脂质A。大多数脂多糖的分子量为10~20kDa，由于两亲特质，脂多糖可以形成分子量达100~1 000kDa的聚集体，这种情形下，通常由于分子太大无法通过透析膜。文献表明，脂质A能够穿透透析膜，并导致热原反应和相关炎症反应。

临床透析中，透析用水是为患有不同程度肾功能衰竭（包括急性和慢性）的患者提供挽救生命并进行透析治疗的重要生产原料，是制备透析液和在线制备置换液的关键成分。临床上用于治疗肾功能衰竭患者的所有液体都可能直接或间接（跨膜）与患者的血液接触，这导致在接触过程中，某些污染物会进入人体，并对患者的健康带来负面影响。在水中发现的微生物污染物中，内毒素受到相当大的关注，一方面因为很难从水和配水系统中将其去除和灭活，另一方面内毒素具有很强的生理活性。大量的文献资料表明，透析治疗中透析液的污染是导致血液透析和相关治疗生物相容性恶化的重要因素，特别是微生物污染被认为是导致透析淀粉样变性（DRA）和营养不良—炎症—动脉粥样硬化（MIA）综合征的重要原因。

通常，透析患者每次治疗会接触90~120升透析液。按照年度来计算，大概每年接触2万~3万升透析液。伴随着如此大量且持续的液体接触，因透析液中的污染而引发的炎症或热原等不良反应的概率越来越高，这也受到越来越多临床专家们的重视。对于血液透析，临床所用的透析液并非无菌产品，但透析液中微生物含量越低，则临床上病人不良反应的风险就越小。考虑到这种风险，国家各个监管部门普遍对透析液中微生物总数进行限制。然而，用于临床治疗的透析液仍然可能会受到原水、透析浓缩液或配水系统的污染，以及长期使用的水系统中产生的生物膜危害，都对临床血液透析的开展产生较大的负面影响。

血液透析滤过通过纤维膜的扩散和对流等原理，在广泛的分子量范围内实现了更有效的血液净化，大大提高了透析膜的净化能力。现今高通量血液透析器已被广泛应用于临床，但这也带来了较大的使用风险挑战。因为在血液透析滤过治疗过程中，透析液中的某些污染物可以通过对流转移（反滤）或浓度梯度运动（反扩散）等从透析液进入人体血液中，这会造成人体的慢性炎症反应，长期积累，会对患者身体造成较大伤害。高通量透析的临床应用，对透析液质量提出了更高的要求，尤其是对透析液中微生物和内毒素含量提出了更高的要求。

综上，为了进一步提高透析液的质量和降低透析液中微生物和内毒素的含量，采用高通量膜为过滤基质的过滤器被越来越多的透析中心所采用，该过滤装置通常安装在净水过程和透析液制备过程之后及透析器之前。为加大安全保障，某些临床机构还会采用两只过滤器串联的形式进行过滤。国际上，该种过滤器通常称为内毒素截留过滤器（ETRF）。由于该产品是一新兴产品，国际上并没有统一的产品标准可供参考，广东省医疗器械质量监督检验所作为全国医用体外循环设备标准化技术委员会（SAC/TC 158）的归口单位，作为主要标准起草单位，参与 YY 1272 透析液过滤器行业标准的制定，从物理性能、化学性能、生物性能及使用性能等方面制定相关要求，规范该产品的相关要求及试验评价方法，为该产品在国内的统一规范提供技术支撑。

根据《医疗器械分类目录》（2017 年版）要求，透析液过滤器属于"10 输血、透析和体外循环器械"，一级产品类别归属于血液净化及腹膜透析器具，二级产品类别为"03 血液净化辅助器具"，通常由中空纤维膜、密封剂、外壳、外壳盖和垫圈等组成。该产品与血液透析装置配合使用，其工作原理是利用中空纤维膜的作用，清除透析液中的内毒素、微生物和不溶性微粒，管理类别为三类。

YY 1272—2016《透析液过滤器》由全国医用体外循环设备标准化技术委员会归口，标准起草单位有国家食品药品监督管理总局广州医疗器械质量监督检验中心、金宝肾护理产品（上海）有限公司、贝朗爱敦（上海）贸易有限公司、费森尤斯医药用品（上海）有限公司。该标准于 2016 年 3 月 23 日发布，2018 年 1 月 1 日实施。该产品标准为首次发布，规定了透析液过滤器的要求、试验方法、检验规则、包装标识和随机文件、包装、运输、贮存，为该产品的质量控制和产品审评审批提供了重要的技术参考资料。

二、生产企业情况

该产品进口生产商主要有四家单位，国产生产商主要有三家单位，详见表1。

表 1　国内透析液过滤器生产商注册情况

序号	生产单位	注册证数量（个）
1	日机装株式会社 Nikkiso Co., Ltd.	1
2	B. Braun Avitum AG	1
3	Fresenius Medical Care AG & Co. KGaA	1
4	Bellco S. r. l	1

（续上表）

序号	生产单位	注册证数量（个）
5	广东宝莱特医用科技股份有限公司	1
6	上海佩尼医疗科技发展有限公司	1
7	江西三鑫医疗科技股份有限公司	1

三、标准条款解读

透析液过滤器的物理性能和化学性能要求和测试参考其他血液透析产品，如透析器等的相关通用要求，生物性能按照 GB/T 16886.1 相关要求开展评价，本章不深入展开。

透析液过滤器产品使用性能从滤过率、微粒滤除性能、内毒素滤除性能、微生物滤除性能四个方面提出了具体的要求，例如在"3.8.2.2 透析液过滤器的微生物滤除性能"要求中，规定透析液过滤器的微生物滤除性能应符合制造商的规定，且滤过液的细菌总数应不大于 1CFU/10mL；"3.8.2.3 透析液过滤器的内毒素滤除性能"要求中，规定透析液过滤器的微生物滤除性能应符合制造商的规定，且滤过液细菌内毒素含量应小于 0.03EU/mL。

标准中，微生物和内毒素滤除性能的相关要求和试验方法并不十分明确，相关信息需由制造商提供。这导致了注册申请人在编写产品技术要求时比较困惑，很多厂家提供的方法可操作性不强，方法漏洞也比较大。基于此，下面着重对细菌和内毒素滤除性能要求展开探讨。

1. 细菌滤除性能测试

细菌滤除性能测试系统及构建，详见图1。该系统由一个储罐、泵、透析液过滤器、配套连接管路、测量器具（包括压力表、温度计、流量计和调压阀）组成。该系统设计考虑要点：一是管路容易进行清洗和消毒；二是管路中水方便排除。系统除了要避免外来的细菌污染，还要保证内部管路中测试微生物不容易泄漏。

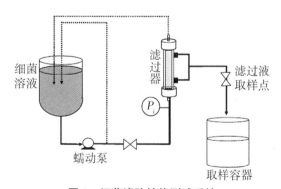

图1 细菌滤除性能测试系统

（1）试验材料准备：制备 Brevundimonas diminuta（ATCC 19146）的浓缩菌液，将菌液与水储罐混匀，制备菌液浓度至少为 10^6 CFU/mL 的挑战菌液。

（2）测试步骤：

①在储罐中配好一定浓度的挑战菌液，启动泵，利用测试系统中的支路混匀，或者在储罐中搅拌混匀。

②对储罐进行控温，使进入透析液过滤器入口处的温度保持在 20℃～30℃。

③将泵流速设置为 500mL/min，该流速为透析液的常规流速，或者设置为透析液过滤器最大允许流量的 ±10%，于透析液过滤器出口处测压力，过滤一定体积的挑战菌液，并在滤过液出口处收集滤过液，取样容器需要经过灭菌处理，试验同时对储罐中挑战菌液进行取样，通过微生物培养计数，分别计算挑战菌液及滤过液中微生物含量。若产品滤除性能优良，可采用膜过滤法（0.45um）对收集到的滤过液进行膜过滤培养：将滤膜贴在 TS-GA 培养基上，于 30℃±2℃培养48h，得出一定体积滤过液中的微生物数量。

④试验开始前先不加菌液，以水为对照从滤过液端回收滤过液，考察系统的稳定性。

用过滤前后细菌的对数减少值（LRV）来对透析液过滤器的细菌滤除性能进行表征。LRV 计算公式如下：

$$LRV = \mathrm{Log}_{10} \ (A/B)$$

A：某一体积测试溶液中的活细菌数，CFU；

B：某一体积滤过液中的活细菌数，CFU。

（3）测试报告要求：

①测试中透析液过滤器的产品特征（形状和类型、生产批号、生产日期、制造商名称等）；

②测试条件（透析液过滤器菌液进口端的压力值，滤过液端的压力值，测试溶液温度、流速）；

③细菌计数结果（对照测试的细菌数、挑战溶液的细菌数、滤过液的细菌数）；

④细菌截留性能，即过滤器对细菌的 LRV 值。

2. 内毒素滤除性能

滤除性能以对数下降值（LRV）来表示，LRV 计算公式如下：

$$LRV = \log_{10} \ (F/G)$$

F：测试溶液中内毒素含量，EU/mL；

G：滤过液中内毒素含量，EU/mL。

测试溶液中内毒素含量至少为 10EU/mL，以无热原水为溶剂进行配置。内毒素应符合《中华人民共和国药典》内毒素参考标准品的要求，或可以溯源到《中华人民共和国药典》内毒素标准的经认证的商品内毒素标准品。内毒素测试系统详见图2，所用器具同细菌滤除性能测试系统。

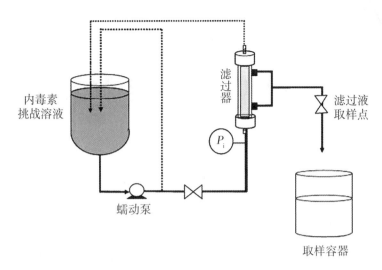

图2 内毒素滤除性能测试系统

（1）试验步骤：

①加水到储液罐，调节挑战溶液中内毒素含量至少为10EU/mL，混匀后，取样，确认挑战溶液的内毒素含量，挑战溶液用量及浓度可自行定义。

②调节储罐中溶液温度，使进入透析液过滤器进口端的温度保持在20℃～30℃，监测透析液过滤器进口端和滤过液端的压力，并按照 $P_i - P_f$ 计算 P_{mtm} 值，确认 P_{mtm} 值在透析液过滤器的最大允许压力范围内，P_i 为进口端压力值（kPa），P_f 为滤过液出口端的压力值（kPa）。

③将泵流速设置为500 mL/min，该流速为透析液的常规流速，或者设置为透析液过滤器最大允许流量的 ±10%。

④试验前完成一次空白对照测试。

⑤挑战溶液混匀后，进行滤过前取样，按上述条件滤过，待试验结束时，进行滤过液端取样，取样瓶均应经过无热原处理。按照《中华人民共和国药典》中内毒素比浊法或比色法对样品进行内毒素含量检测。

（2）检验报告要求：

①透析液过滤器的产品特征（形状和类型、生产批号、生产日期、制造商名称等）；

②测试条件（透析液过滤器菌液进口端的压力值，滤过液端的压力值，测试溶液温度、流速等）；

③内毒素检验结果（对照测试的内毒素含量、挑战溶液的内毒素含量、滤过液的内毒素测试结果）；

④内毒素截留性能，即过滤器对细菌的 LRV 值。

YY/T 1773—2021 解读

一、基本情况

（一）产品简介及临床应用情况

YY/T 1773—2021《一次性使用腹膜透析外接管》适用于腹膜透中的腹膜透析外接管。

腹膜透析（简称腹透，Peritoneal Dialysis，PD）是利用腹膜作为腹透膜，向腹腔内注入透析液，膜一侧毛细血管内血浆和另一侧腹腔内透析液借助其溶质浓度梯度和渗透梯度，通过弥散对流和超滤的原理，清除机体内潴留的代谢废物和过多的水分，同时通过透析液补充所必需的物质。[①] 腹膜透析的原理见图1。

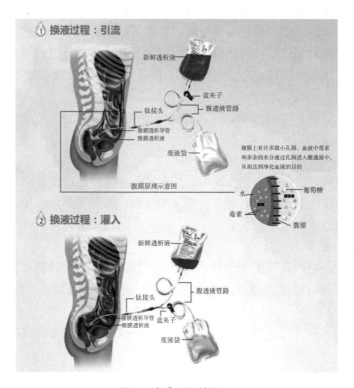

图1　腹膜透析的原理

[①]　王质刚. 血液净化学［M］. 北京：北京科学技术出版社，2016：9.

一次性使用腹膜透析外接管（也称腹膜透析外接管或外接短管，以下简称腹膜透析外接管）用于与腹膜透析导管端的接头以及腹膜透析液端管路（或碘液保护帽）进行无菌连接和分离，并控制液体的进出。腹膜透析外接管结构示意图及外形图见图2和图3。

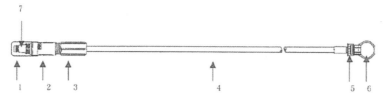

说明：1——尖端保护帽；2——开关；3——套筒；4——管路；5——腹透管连接端口；6——拉环帽；7——腹透液连接端口。

注：本示意图仅说明腹膜透析外接管的一般结构，并非唯一型式。

图2 腹膜透析外接管结构示意图

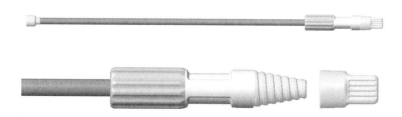

图3 腹膜透析外接管外形图（并非唯一型式）

临床使用时，腹膜透析外接管一端（腹透管连接端口）与钛接头连接，腹膜透析时，另一端（腹透液连接端口）与一次性使用腹透引流袋（溶液输送系统）连接，用于控制腹膜透析液的进出；腹膜透析完毕，将腹膜透析外接管的腹透液连接端口与一次性使用腹透引流袋的连接接头断开连接，接上用于消毒和保护的碘液保护帽（碘伏帽）。腹膜透析的必要组成部件见图4。

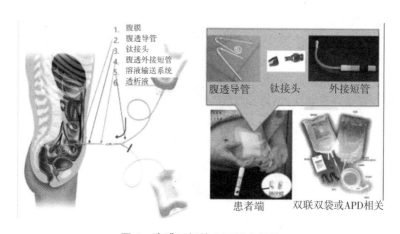

图4 腹膜透析的必要组成部件

腹膜透析导管是实施腹膜透析治疗的唯一通路，它是由腹透管腹外段通过专用接头（钛金属或塑料）与腹膜透析外接管相连，再由后者与双联双袋系统连接。① 在日常换液操作中，患者需将腹膜透析外接管与双联系统的 Y 管接头紧密连接，并且要求连接准确、无菌，这一过程是换液操作中极其重要和关键的一步。腹膜透析外接管在透析过程中发挥着"交通枢纽"的作用。为了预防腹透相关性腹膜炎的发生，腹膜透析标准操作规程（SOP）要求腹膜透析外接管使用 6 个月必须常规更换 1 次，如果出现腹膜透析管或腹膜透析外接管破损或接口污染等应立即更换（即非常规换管）②；如开关失灵应立即更换。

在我国，腹膜透析外接管按照 II 类医疗器械管理，在《医疗器械分类目录》（2017 年版）中分类编码为 10 - 04 - 04。

（二）市场使用情况

慢性肾脏病（Chronic Kidney Disease，CKD）发病率在全球呈逐步升高的趋势，已成为全世界非常重要的公共卫生问题。中国是一个发展中的人口大国，随着人们生活方式的改变，人口趋向老龄化，糖尿病和高血压等疾病发生率迅速上升，CKD 的发病率有逐渐升高的趋势。

腹膜透析是终末期肾病（End-Stage Renal Disease，ESRD）的主要替代治疗方法之一。作为一种居家治疗方式，腹透有很多独特优点，残余肾功能下降速度较慢，血流动力稳定，中分子物质清除较好，患者具有更独立和自由的生活方式，社会回归率和劳动能力高。此外，腹透患者肝炎病毒感染率较低，肾移植后移植肾功能恢复延迟发生率低。目前，国际上多数腹透中心患者 5 年生存率及技术存活可达 50% 以上③，使用腹透技术的人数也逐年增多，部分国家和地区还制定了腹透优先政策，如泰国、中国香港地区等。据报道，2008 年世界范围内约有 196 000 例腹透患者，占透析人群的 11%。其中 59% 在发展中国家，41% 在发达国家。

中国腹透的发展紧随国际腹透技术发展的步伐。自 1978 年 Oreopoulos 创立持续性不卧床腹膜透析（Continuous Ambulatory Peritoneal Dialysis，CAPD）模式，广州、上海和北京等地的大医院先后建立了高质量的腹透中心。截至 2019 年，在中国肾脏数据系统（CNRDS）登记的腹透患者有 103 348 人。

（三）生产企业及产业发展情况

根据国家药品监督管理局网站发布的注册信息，据不完全统计，在我国销售该类产品的国外生产企业有美国的百特 1 家，进口总代理单位 1 家，均在上海。国内生产企业有 9 家，主要分布在广东、山东、安徽、上海、江苏、天津等地。国内有效的腹膜透析外接管国产注册证有 9 个（详见表 1），进口注册证有 1 个（详见表 2）。

---

① 徐春华，廖玉梅，高敏，等. 腹透外接短管非常规更换的原因分析与预防 [J]. 实用临床医学，2016，17（3）：76 - 79.

② 陈香美. 腹膜透析标准操作规程 [M]. 北京：人民军医出版社，2010：33.

③ OREOPOULOS D G, YANG X. Long - term survival on peritoneal dialysis is not a dream anymore：lessons from the East [J]. Peritoneal dialysis international，2007，27（4）：410 - 412.

表 1 国内腹膜透析外接管注册情况

序号	生产单位	所在地	注册证数量（个）
1	深圳市库珀科技发展有限公司	广东	3
2	深圳市康医博科技发展有限公司		
3	广东海恺普新型医药包装材料有限公司		
4	芜湖道润药业有限责任公司	安徽	1
5	上海百洛普医疗科技有限公司	上海	1
6	江苏纳海生物科技有限公司	江苏	1
7	青岛华仁医疗用品有限公司	山东	2
8	威高泰尔茂（威海）医疗制品有限公司		
9	天津优威医塑制品有限公司	天津	1

表 2 进口腹膜透析外接管注册情况

序号	国内代理	所在地	注册证数量（个）
1	Baxter Healthcare Corporation 百特医疗用品贸易（上海）有限公司（代理人）	上海	1

二、国内外标准对比情况

除 YY/T 1773—2021《一次性使用腹膜透析外接管》外，目前国内外无同类标准。

腹膜透析是肾衰竭患者长期生存的一种有效肾脏代替疗法，腹膜炎是腹膜透析的首要并发症。腹膜透析外接管连接于钛接头与腹膜透析管相通后，使用时间可达 6 个月，经历上千次与碘伏帽或引流袋的开合步骤，使用风险较高，对产品质量要求较高。腹膜透析外接管生产企业对产品名称、化学性能、物理性能以及生物性能缺乏统一的指导标准。我国首次制定该产品的行业标准，有助于保证产品的安全性和良好性能，同时有利于对该类产品的监管。

三、与有关现行法律法规和其他相关标准的协调性

目前，已发布的与腹膜透析相关的规程、标准见表 3。

表3　与腹膜透析相关的规程、标准

序号	法规或相关标准	适用范围	发布时间	实施时间
1	《腹膜透析标准操作规程》	/	2010	/
2	YY 0030—2004《腹膜透析管》	硅橡胶制成的腹膜透析管	2004 - 07 - 16	2005 - 08 - 01
3	YY/T 1773—2021《一次性使用腹膜透析外接管》	腹膜透析外接管（一次性使用腹膜透析管外置接管、腹膜透析用外接软管）	2021 - 03 - 09	2022 - 10 - 01
4	YY/T 1734—2020《腹膜透析用碘液保护帽》	腹膜透析中的碘液保护帽（也称碘液微型盖、碘伏帽等）	2020 - 06 - 30	2021 - 06 - 01

四、标准适用范围及其条款解读

（一）标准适用范围

YY/T 1773—2021《一次性使用腹膜透析外接管》规定了该产品的术语和定义、结构组成、要求及试验方法。它适用于腹膜透析中的腹膜透析外接管（包括一次性使用腹膜透析管外置接管、腹膜透析用外接软管等）。

需要注意的是，YY/T 1773—2021 不适用于一次性使用腹膜透析导管（又称腹膜透析管）、一次性使用腹膜透析机管路等。腹膜透析管为腹膜透析植入的腹膜导管，应符合强制性行业标准 YY 0030—2004《腹膜透析管》；一次性使用腹膜透析机管路配合自动腹膜透析机使用，用于自动腹膜透析治疗。

（二）标准条款解读

下面将对 YY/T 1773—2021《一次性使用腹膜透析外接管》的技术要求逐条进行深度解读，并指出企业使用标准应该注意的问题。

📖 条款

5.1 物理性能

5.1.1 外观

5.1.1.1 腹膜透析外接管的外表面应光滑清洁，管壁上不应有波纹、凝胶、气泡和杂质。

5.1.1.2 连接配件外表面应平整清洁，无明显凹陷，不应有锋棱毛刺。

☞条款解读

外观要求是医用导管类的通用要求，本标准参考 YY 0030—2004《腹膜透析管》"5.2 外观"的要求制定，要求产品不应有明显的加工缺陷，如波纹、凝胶、气泡等，同时也是对生产环境、原材料管控的间接要求。杂质可能来源于生产环境，也可能来源于原材料，生产企业应对产品工艺、环境及原料加以管理和控制，以防止缺陷发生。另外，由于产品在非治疗期间需贴合在患者腹部，因此标准从患者安全角度出发，要求产品的外表面应平整，无锋棱毛刺，以避免产品损伤患者皮肤，提高产品使用的舒适度。

📖 条款

5.1.2 流量

按 GB/T 15812.1—2005 附录 E 试验时，流量应不小于 200mL/min。

6.1.2 流量

按 GB/T 15812.1—2005 规定的流量检测方法试验，结果应符合 5.1.2 的要求。

☞ 条款解读

医用导管的流量要求是评价导管通畅性的重要指标，因本产品在实际使用时是与腹膜透析导管相连接，因此本标准参考 YY 0030—2004《腹膜透析管》"5.4 流量"的要求制定。YY 0030—2004《腹膜透析管》"5.4 流量"中规定腹膜透析导管"按 GB/T 15812.1 附录 E 试验时，流量应不小于 100mL/min"。本标准引用了相同的测试方法，以确保测试方法与腹膜透析导管相一致，但腹膜透析外接管标准为 200mL/min，高于 YY 0030—2004《腹膜透析管》"5.4 流量"中的规定。

📖 条款

5.1.3 抗弯曲性

腹膜透析外接管的管路在自由弯曲或对折后，不应发生折断或变形。

6.1.3 抗弯曲性

截取腹膜透析外接管管路 10cm，自由弯曲或对折后观察，结果应符合 5.1.3 的要求。

☞ 条款解读

本标准参考 YY 0030—2004《腹膜透析管》"5.5 抗弯曲性"的要求制定。YY 0030—2004 中"5.5 抗弯曲性"描述为"注：当试验方法确立后再规定本项要求，其试验方法将在 GB/T 15812.2 中给出"，可见 YY 0030—2004 起草时，抗弯曲性标准 GB/T 15812.2 还未发布，而本标准起草时 GB/T 15812.2 仍未发布实施，因此在试验方法上无法参考 GB/T 15812.2 的要求。GB/T 15812.1—2005《非血管内导管 第 1 部分：一般性能试验方法》为非血管内导管的现行标准，GB/T 15812.1—2005 代替 GB/T 15812—1995，但 GB/T 15812.1—2005 并未收录抗弯曲性能。因此，本标准中的测试方法实际参考 GB/T 15812—1995 第 3 章节耐弯曲试验，并规定试验长度为 10cm，从而明确了试验方法和试验长度，使试验操作更统一并具可操作性。该试验的目的是评价软管或其某一段不发生打折而影响流速的耐弯曲性能。

具体操作：手持软管两标线处弯曲软管，使软管两标线相触，并使标线外 1cm 长软管平行接触，不应发生折断或变形。抗弯曲性仅检测管路部分。

📖 条款

5.1.4 无泄漏

5.1.4.1 按6.1.4.1的试验方法进行时，管路各组件连接处应无气泡产生。

5.1.4.2 将腹透管连接端口和腹透液连接端口分别与配套使用的器件（包括钛接头）连接，按6.1.4.2的试验方法进行时，组合装置应无气泡产生。

6.1.4 无泄漏

6.1.4.1 将腹膜透析外接管的一端堵住，浸入20℃～30℃的水中，施加高于大气压强50kPa，持续10s，结果应符合5.1.4.1的要求。

6.1.4.2 将腹透管连接端口、腹透液连接端口分别与配套使用的器件（包括钛接头）连接，将该组合装置浸入20℃～30℃的水中，施加高于大气压强50kPa，持续10s，结果应符合5.1.4.2的要求。

☞条款解读

该试验的目的是评价腹膜透析外接管在一定的压力下，组件各连接处以及与配套器件连接处的完整性。采用液压泄漏或水下气压泄漏法都可实现试验目的。本标准采用水下气压泄漏法提高操作的便捷性，同时采用50kPa作为关键测试参数，这一参数也是同类型产品标准中普遍采用的参数，如YY 0030—2004《腹膜透析管》的泄漏测试。

📖 条款

5.1.5 连接牢固度

腹膜透析外接管各组件间的连接（不包括尖端保护帽、拉环帽），应能承受15N的静态轴向拉力，持续15s，各部件应牢固不脱落。

6.1.5 连接牢固度

对腹膜透析外接管施加15N的静态轴向拉力，持续15s，应符合5.1.5的要求。

☞条款解读

该试验的目的是评价腹膜透析外接管各组件间的连接牢固性。因腹膜透析外接管在生产、运输、使用期间，组件连接处均有可能承受一定的轴向拉力，产品必须能够承受这种轴向力而不受到破坏或发生组件分离。本标准参考YY 0030—2004《腹膜透析管》"5.6连接牢固性"的要求，定义15N、15s作为试验参数。

📖 条款

5.1.6 耐疲劳性能

5.1.6.1 开关使用达到1 080次后，部件应无破损和断裂现象，且开关在打开或关闭状态时应无泄漏。

5.1.6.2 腹透液连接端口在与腹透液配套使用的器件模拟操作1 080次后，应无泄漏。

6.1.6 耐疲劳性能

6.1.6.1 模拟实际使用方法，对开关进行开启和关闭实验，开关1 080次后，按照6.1.4.1进行试验，应符合5.1.6.1要求。

6.1.6.2 腹透液连接端口在与腹透液配套使用的器件模拟操作 1 080 次后，按照 6.1.4.2 进行试验，应符合 5.1.6.2 要求。

☞条款解读

腹膜透析外接管虽为一次性使用耗材，但接上钛接头后，最长可使用 6 个月。每月按 30 天计，使用时间可达到 180 天，每天腹透 3 次。每次使用，腹膜透析外接管需分别承受与碘液保护帽、一次性使用腹透引流袋的开合步骤。因此，以最长使用 6 个月计，腹膜透析外接管需经历 1 080 次与配套使用的器件开合操作，其使用风险极高，对产品质量要求较高。对模拟临床操作 1 080 次以后的样品进行无泄漏检测，可有效保证产品的耐疲劳性能。

注意：模拟临床操作包括腹膜透析外接管的开关、腹透液连接端口与配套器件的开启和关闭操作。

📖条款

5.1.7 圆锥接头

如适用，腹膜透析外接管的圆锥接头应符合 GB/T 1962.1 或 GB/T 1962.2 的要求。

6.1.7 圆锥接头

按 GB/T 1962.1 或 GB/T 1962.2 中试验方法进行，应符合 5.1.7 的要求。

☞条款解读

腹膜透析外接管的两端都是以内圆锥—外圆锥接头配合的形式与其配套使用的器件实现连接和密封，因此建议圆锥接头符合现有的国家标准，以规范圆锥接头的设计。部分制造商声明了与其配套使用的连接器件均设定允许使用的产品范围，在该范围内与腹膜透析外接管配合使用的接头是需经验证的，而并不保证适用于其他配套器件制造商的产品，因此此项以"如适用"表示。

📖条款

5.1.8 微粒污染

腹膜透析外接管的污染指数应不超过 90。

6.1.8 微粒污染

取 10 支腹膜透析外接管，在 1m 静压头下，各用 50mL 冲洗液冲洗内腔，收集洗脱液，得到 500mL 洗脱液。按 YY/T 1556 规定的方法检测，应符合 5.1.8 的要求。

☞条款解读

本标准依据 YY/T 1556 的规定制定检测方法，可选用微粒计数仪法或显微镜法，其中微粒计数仪法为常用的经典微粒污染检测法。

原理：由于腹膜透析外接管属于内腔体积较小、内表面与药液接触的器械，选取每支腹膜透析外接管通过 50mL 冲洗液冲洗内腔通道表面的方法，汇集 10 支样品的洗脱液，对洗脱液中的微粒进行分类并计数。

微粒尺寸分类及评价系数见表 4：

表4　微粒尺寸分类及评价系数

参　数	尺寸分类		
微粒大小（μm）	25～50	51～100	>100
样品中微粒数	n_{a1}	n_{a2}	n_{a3}
空白试验中微粒数	n_{b1}	n_{b2}	n_{b3}
评价系数	0.1	0.2	5

结果表示：N_a 减 N_b 即得污染指数。

洗脱液中的微粒数：

$N_a = n_{a1} \cdot 0.1 + n_{a2} \cdot 0.2 + n_{a3} \cdot 5$

空白样品中的微粒数：

$N_b = n_{b1} \cdot 0.1 + n_{b2} \cdot 0.2 + n_{b3} \cdot 5$

污染指数：$N = N_a - N_b \leqslant 90$

注意事项：①使用纯化水作为冲洗液，纯化水用孔径 0.22μm 的膜过滤后使用；②试验应在层流条件下（符合 GB/T 25915.1—2010 中的 ISO 5 级的净化工作台）进行，应确保试验人员、试验仪器、试验环境不因外来污染而影响结果；③空白中的微粒数（N_b）应不超过9，试验报告中应注明空白测定值。

📖 条款

6.2 化学性能

6.2.1 制备检验液

将腹膜透析外接管的管路部分剪下并切成1cm长的段，加入管路以外的部件（不包括尖端保护帽和拉环帽），按样品质量0.2g加1mL的比例加入符合GB/T 6682的一级或二级水，37℃±1℃下，浸提72h，将样品与液体分离，冷却至室温作为检验液。

取同体积水，不装样品同法制备空白对照液。

☞条款解读

腹膜透析外接管属于使用时间较长的医疗器械，一般临床使用时间为半年。腹膜透析外接管的结构组成包括一些不规则形状接头，因此，根据GB/T 14233.1表1方法8，选择重量/体积比方式进行浸提，37℃±1℃下，浸提72h。

试验条件应符合GB/T 14233.1中通则的规定。

拉环帽和保护帽为非接触溶液的部件，制备检验液时不加入这两个部件。

📖 条款

5.2 化学要求

5.2.1 还原物质

检验液与同批空白对照液所消耗的高锰酸钾溶液 $[c(KMnO_4)=0.002mol/L]$ 的体

积之差应不超过 2.0mL。

☞条款解读

还原物质用于测定氧化还原反应体系中的易氧化物质。对于腹膜透析外接管而言，还原物质主要来自材料的易氧化小分子物质，如硅橡胶中的单体、过氧化催化体系、黏结剂、环氧乙烷灭菌残留物等都是潜在还原物质。通过氧化还原滴定法，测定这些具有易氧化特性的化学物质残留总量，用于总体控制该类物质残留的风险。GB/T 14233.1 中 5.2.2 间接滴定法是氧化还原滴定法中的经典实验方法。

原理：检验液中含有的还原物质在酸性条件下振摇，被高锰酸钾氧化，过量的高锰酸钾将碘化钾氧化成碘，而碘又被硫代硫酸钠还原为碘离子。根据硫代硫酸钠的消耗量求得高锰酸钾的消耗量，从而求得样品的还原物质含量。

注意事项：①本实验使用碘量瓶，为防止碘的挥发，碘量瓶用水封；②滴定时，不要剧烈摇动；③试验过程尽量避光；④淀粉指示液在接近终点时加入。

📖 条款

5.2.2 重金属

用原子吸收分光光度计法（AAS）或相当的方法进行测定时，检验液中钡、铬、铜、铅、锡的总含量应不超过 1μg/mL，镉的含量应不超过 0.1μg/mL。

用比色法进行测定时，检验液呈现的颜色应不超过质量浓度 ρ（Pb^{2+}）= 1μg/mL 的标准对照液。

☞条款解读

重金属和金属元素的测定是用于控制可溶出性有害金属的溶出量。金属元素的溶出主要与材料配方、加工工艺相关，某些情况下甚至来自加工设备，如不锈钢设备的腐蚀等。上述金属元素中的铅、镉属于 ICH Q3D 一类金属元素，是需要严格控制的金属元素。这类元素通常并不是生产工艺中的添加剂，但是作为医疗产品，应对该类元素进行监控，防止生产过程中引入这些金属杂质。

原子吸收分光光度计法是经典的元素分析法。随着分析技术的发展，兼具分析可靠性和分析便利性的 ICP 方法也越来越成为元素分析的主流趋势。

除原子吸收分光光度计法以外，GB/T 14233.1 中 5.6.1 重金属总量比色法也是经典的重金属元素分析方法。比色法具有经济快捷的特点，适合企业日常监测。但从方法原理角度看，原子吸收分光光度法和重金属比色法不能相互代替。

GB/T 14233.1 中 5.6.1 方法一的原理：在弱酸性溶液中，铅、铬、铜、锌等重金属能与硫代乙酰胺作用生成不溶性有色硫化物。试验时以铅为代表制备标准溶液进行比色，测定重金属的总含量，其反应式为：$Pb^{2+} + S^{2-} \rightarrow PbS\downarrow$（黑色）。

📖 条款

5.2.3 酸碱度

检验液与同批空白对照液对比，pH 值之差应不超过 1.5。

☞条款解读

酸碱度用于测定和监控可溶出的酸碱性物质。这些物质可能主要来源于腹膜透析外接管材料配方中的添加剂和降解产物，主要是对酸碱度产生影响的化合物。本标准采用检验液与空白液差值比较的方法，规定 pH 差值不超过 1.5，总体控制该类化合物的风险。

本要求采用酸度计法进行测定，酸度计法是用于酸碱度测定的经典方法。

📖 条款

5.2.4 蒸发残渣

50mL 检验液的蒸发残渣的总量应不超过 2mg。

☞条款解读

目的：控制产品浸出物中非挥发性物质的总量，衡量原材料的质量及生产环境是否符合要求。蒸发残渣用于控制腹膜透析外接管溶出液中非挥发性物质的总量。这种非特异性分析方式，结合较低的控制限度，在一定程度上可检测出来自腹膜透析外接管的不挥发物的总体水平。GB/T 14233.1 中蒸发残渣试验方法为重量法，也是常用的一种分析方式。

试验操作：将蒸发皿在 105℃ 的恒温箱内烘 2h，再放入干燥器中冷却至恒重，精确称量。取 50mL 供试液于已恒重的蒸发皿中，在水浴上蒸干并在 105℃ 的恒温箱内烘干，置于干燥器中冷却至恒重，精确称量；取 50mL 空白液于已恒重的蒸发皿中，在水浴上蒸干并在 105℃ 的恒温箱内烘干，置于干燥器中冷却至恒重，精确称量。计算出不挥发物含量。

计算方法：$W = (W_{12} - W_{11}) - (W_{02} - W_{01})$

W——不挥发物的重量（g）；

W_{11}——未加入供试液的蒸发皿的恒重重量（g）；

W_{12}——加入供试液蒸干后的蒸发皿的恒重重量（g）；

W_{01}——未加入空白液的蒸发皿的恒重重量（g）；

W_{02}——加入空白液蒸干后的蒸发皿的恒重重量（g）。

📖 条款

5.2.5 紫外吸光度

检验液的吸光度应不大于 0.1。

☞条款解读

紫外吸光度用于控制腹膜透析外接管溶出液中具有紫外吸收溶出物的总量。这些物质包括硅橡胶中芳香嵌段碎片的溶出、某些催化体系残留，以及某些情况下黏合剂残留等。由于分子吸收光能后，分子中的价电子在不同的分子轨道之间跃迁产生光谱吸收。能在紫外光区产生吸收的基团有：C＝C、C＝O、N＝N、－NH₂、－OH、－OR、－SH、－SR、－Cl、－Br、－I 等，例如醛类、酮类、苯、取代苯（苯酚、卤代苯、苯硫酚、苯甲醚、苯胺等）、多环芳烃、杂环化合物（环戊二烯、呋喃、噻吩、吡咯等）。紫外吸光度是非特异性分析手段之一，用于监控来自腹膜透析外接管的上述物质总量。

取制备后不超过 5h 的检验液，必要时用 0.45μm 的微孔滤膜过滤，以避免漫射光干扰，滤液用 1cm 的检验池以空白对照液为参比，在 250~320nm 的范围内测定吸光度。

📖 条款

5.2.6 色泽

检验液应无色透明。

☞条款解读

通过目力观察浸提液的色泽，可初步直观地体现产品材料的安全性和稳定性，以及是否含有水溶性添加物，但其他项目才是化学性能的重点检测项目。

📖 条款

5.2.7 环氧乙烷残留量

如腹膜透析外接管采用环氧乙烷气体灭菌，其环氧乙烷残留量应不大于 $10\mu g/g$。

☞条款解读

环氧乙烷是一种穿透力极强的化学灭菌剂。GB/T 16886.7 详细阐述了环氧乙烷及其相关的风险控制依据、方法等。鉴于环氧乙烷的易挥发性，环氧乙烷测定通常采用 GB/T 14233.1 中气相色谱法中的顶空气相色谱法。

环氧乙烷残留量与材料、灭菌工艺、包装材料的材质及季节、通风等因素有关。

📖 条款

5.3 生物性能

5.3.1 无菌

腹膜透析外接管应无菌。

6.3.1 无菌

按《中华人民共和国药典》的相关规定进行，应符合 5.3.1 的要求。

☞条款解读

本标准定义了腹膜透析外接管的无菌检测方法，应按《中华人民共和国药典》的相关规定进行。

无菌测试不能保证产品无菌或产品已灭菌，产品无菌检测合格仅说明在测试条件下受检的样品中未发现微生物污染。产品的无菌保证是通过灭菌工艺或灭菌工艺的验证来得到的。对无源医疗器械或有源植入性医疗器械，只有当使用了一个确认过的灭菌过程，才可以标示"无菌"。

目前，我国对无菌产品发布的相关强制性管理标准有：GB 18278.1—2015《医疗保健产品灭菌 湿热 第 1 部分：医疗器械灭菌过程的开发、确认和常规控制要求》、GB 18279.1—2015《医疗保健产品灭菌 环氧乙烷 第 1 部分：医疗器械灭菌过程的开发、确认和常规控制要求》、GB 18280.1—2015《医疗保健产品灭菌 辐射 第 1 部分：医疗器械灭菌过程的开发、确认和常规控制要求》、YY/T 0033—2000《无菌医疗器具生产管理规范》等。

📖 条款

5.3.2 热原

腹膜透析外接管应无热原。

6.3.2 热原

按《中华人民共和国药典》的相关规定进行，应符合5.3.2的要求。

☞ 条款解读

热原泛指能引起机体发热的物质。热原包含了材料致热及细菌内毒素致热两方面信息，热原属于生物学评价项目。细菌内毒素是革兰氏阴性菌死亡、自溶后释放出的细胞壁中的脂多糖成分，通常来源于生产中引入的生物污染，不属于生物学评价项目。一般来说，细菌内毒素是热原，但热原不全是细菌内毒素。细菌内毒素试验不能代替热原试验，不能以单纯检测内毒素的存在与否来判定有无热原反应的潜在风险。通常在产品研发时，需要对产品进行热原测试，作为生物学评价的一部分，评价产品的安全性，证明产品从材料来源和细菌污染来源都没有热原风险。生产过程的热原污染主要来源于微生物，在材料不发生变化的情况下，生产工艺及过程控制必须做好微生物的污染防控，采用细菌内毒素作为批检验的监测指标。

按GB/T 16886.12对样品进行浸提作为供试液，按照《中华人民共和国药典》的规定，将样品浸提液注入家兔静脉，在规定的时间内观察家兔体温升高的情况，以判断是否存在潜在的材料致热作用。

📖 条款

5.3.3 细菌内毒素

细菌内毒素结果应不超过20EU/支。

6.3.3 细菌内毒素

用细菌内毒素检查用水浸泡腹膜透析外接管内腔，在（37±1）℃恒温箱中浸提不少于1h，得到供试液。按《中华人民共和国药典》的相关规定进行，应符合5.3.3的要求。

☞ 条款解读

细菌内毒素是革兰氏阴性细菌细胞壁中的脂多糖。内毒素只有当细菌死亡溶解或用人工方法破坏菌细胞后才释放出来，所以叫作内毒素。内毒素位于细胞壁的最外层、覆盖于细胞壁的黏肽上。细菌内毒素可引起患者发热、微循环障碍、内毒素休克及播散性血管内凝血等症状。本试验按《中华人民共和国药典》的规定，利用鲎试剂与细菌内毒素产生凝集反应的机理，以判断供试品中细菌内毒素的限量是否符合要求。

《中华人民共和国药典》并未明确细菌内毒素供试液的浸提方法，本标准参考GB/T 14233.2中的要求"小型配件或实体类器具置无热原玻璃器皿内，加入细菌内毒素检查用水振摇数次，在（37±1）℃恒温箱中浸提不少于1h，作为供试液"，增加具体浸提方式：用细菌内毒素检查用水浸泡腹膜透析外接管内腔，在（37±1）℃恒温箱中浸提不少于1h，得到供试液。

细菌内毒素试验应注意：①所用器皿需除去可能存在的外源性内毒素，玻璃器皿置干燥箱中180℃干烤至少2h，或250℃干烤至少30min；②对未知或可疑的供试品初次进行细菌内毒素试验，应进行干扰试验，以检验供试品对细菌内毒素试验是否有抑制或增强作用；③使用新批号的鲎试剂或试验条件发生变化时，应进行鲎试剂灵敏度复核试验。

📖 条款

5.4 有效期

应给出有效期，有效期内产品应符合规定要求。

6.4 有效期

取过期不超过一个月的产品（仲裁法，宜优先采用），或按 YY 0267 的规定进行加速老化，检测 5.1.4、5.3.1、5.3.2，结果应符合 5.4 的要求。

☞ 条款解读

此条款是对过期产品或加速老化后的产品进行规定，保证过期产品的结构密合性、无菌和热原符合要求。

有效期的试验推荐使用过期不超过一个月的产品，如无法提供过期样品，可参照 YY/T 0681.1—2018《无菌医疗器械包装试验方法 第 1 部分：加速老化试验指南》中的老化温度、老化因子对照表，对样品进行加速老化。老化温度越高，所需的老化时间越短，默认采用60℃对产品进行加速老化。如果产品的材质对加速老化温度有特殊要求，企业需要在产品技术要求中提供。

本行业标准的有效期指标仅要求检测结构密合性、无菌和热原，并不意味着首次注册样品仅需提供部分项目的有效期验证报告。新注册审批产品需提供所有型号有效期验证报告，有效期验证项目包括产品使用性能和产品包装有效期，可采用加速老化或实时老化的方法。加速老化研究的具体要求可参考 ASTM F 1980：2016《医疗器械无菌屏障系统加速老化的标准指南》和 YY/T 0681.1—2018《无菌医疗器械包装试验方法 第 1 部分：加速老化试验指南》。

YY/T 1730—2020 解读

一、产品简介及临床应用情况

YY/T 1730—2020《一次性使用血液透析导管》是与血液净化及相关治疗配合使用的一次性使用血液透析导管的标准。

血液透析导管在《医疗器械分类目录》（2017 年版）中归类在"10 输血、透析和体外循环器械"，一级类别"04 血液净化及腹膜透析器具"，二级类别"03 血液净化辅助器具"。产品通常由导管、导管导引器、注射帽、扩张器、推进器、引导针、导丝、导管鞘等组成。无菌提供，一次性使用。YY/T 1730—2020 不适用于与血液透析导管配合使用的其他附件。

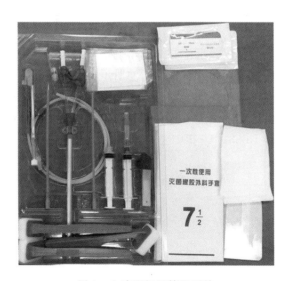

图 1　血液透析导管及附件

在血液透析治疗过程中，血液从患者体内排出，通过透析机及血液透析器等配套产品，在体外将血液中的毒素和杂质去除，然后再返回到患者体内。此过程通常用于长期或短期肾功能衰竭的患者。

血液透析导管一般在血液透析治疗时通过外科手术内部植入，为血管条件较差的患者建立血管通路，以简化获取血液供应的过程。可通过颈内静脉、锁骨下静脉和股静脉等大静脉直接插入中心静脉系统，保证足够的血流进行有效的透析。其工作原理是血液透析导管插入中心静脉系统后，连接血液透析管路及透析机，患者体内含代谢废物的血液通过透析导管排出，经过体外循环血路及透析机，通过弥散、对流及吸附等物理机理，清除体内过多的水分和毒素，调节病人电解质和酸碱平衡，净化后的血液在导管静脉端回到人体中心静脉中。

血液透析导管是血液透析净化治疗的重要部件，临床上主要用于治疗各种原因引起的急、慢性肾功能衰竭，急性中毒等疾病。国内透析治疗适用人群数量巨大，而其中约40%的人都会使用血液透析导管术，血液透析导管所引起的感染、深静脉梗阻、导管功能不全等问题越来越引起重视。

二、标准编制原则、制定标准的目的及意义

在 YY/T 1730—2020 发布实施前，由于国内外并没有针对血液透析导管产品的标准，不同生产企业对血液透析导管产品的技术要求各不相同，缺乏统一管理规范，存在着较大的管理风险漏洞。血液透析导管在治疗过程中与人体循环血液直接接触，具有较高风险，属于Ⅲ类管理类别的医疗器械，需要采取特别措施严格控制管理以保证其安全、有效。

YY/T 1730—2020 的制定及出台有助于保证其使用安全性和良好功能，有利于对该类产品的监管，有利于提高产品质量，加强国内企业竞争力。

三、生产企业及注册产品情况

目前国内已注册的一次性使用血液透析导管产品主要有进口产品和国产产品两大类，其中进口产品较多，占总数的68%。目前国内血液透析导管有效注册证共25个，其中国产注册证有8个，国产企业主要分布在广东、河南等地；进口产品产地主要分布在美国、德国等地，进口代理企业主要分布在江苏、上海等地。国内生产企业和进口企业及其代理商分布情况如下（排名不分先后）：

表1　国内血液透析导管生产企业及注册产品情况

产地	企业名称	产品名称
广东	深圳市顺美医疗股份有限公司	一次性使用无菌血液透析导管及附件
	深圳市益心达医学新技术有限公司	一次性使用无菌血液透析导管包
	广州健恩医疗设备有限公司	一次性使用无菌血液透析导管包
	广东百合医疗科技股份有限公司	一次性使用无菌血液透析导管
河南	河南省驼人血滤医疗器械有限公司	一次性使用血液透析导管套件
	郑州迪奥医学技术有限公司	一次性无菌血液透析导管及附件
		一次性使用血液透析用中心静脉导管
天津	天津哈娜好医材有限公司	透析型人工肾一次性使用血液回路导管
台湾	邦特生物科技股份有限公司（代理商：常熟市如保医疗器械销售有限公司）	血液透析导管组

（续上表）

产地	企业名称	产品名称
美国	箭牌国际公司 Arrow International, LLC.［代理商：泰利福医疗器械商贸（上海）有限公司］	血液透析导管组 Chronic Hemodialysis Catheter Kits and Sets
		一次性使用双腔血液透析导管包 Acute Hemodialysis Catheter Kits and Sets
		血液透析用中心静脉导管套件 Two – Lumen Hemodialysis Catheterization Kit
	美德康有限公司 Medical Compo-nents, Inc.（代理商：上海久越医疗器械有限公司）	Hemo – Cath Catheter Set and Accessories
		Haemodialysis Catheter and Accessories
		Haemodialysis Catheters and Accessories
	柯惠有限责任公司 Covidien LLC［代理商：柯惠医疗器材国际贸易（上海）有限公司］	血液透析用中心静脉导管及附件 Mahurkar Acute Dual Lumen Catheter
		血液透析用中心静脉导管及附件 Mahurkar Elite Acute Dual Lumen Catheter
		血液透析用中心静脉导管套件 MAHURKAR Chronic Car-bothane Catheter Kit
		血液透析用中心静脉导管套件 MAHURKAR Acute Triple Lumen Catheter Kit
		血液透析用中心静脉导管套件 MAHURKAR Acute Dual Lumen Catheter Kit
	Bard Access Systems，Inc.［代理商：巴德医疗科技（上海）有限公司］	透析导管 Dialysis Catheter
	美国麦瑞通医疗设备有限公司 Merit Medical Systems，Inc.［代理商：麦瑞通医疗器械（北京）有限公司］	血液透析用导管及附件 Chronic Dialysis Catheters & Ac-cessories
德国	Joline GmbH & Co. KG（代理商：南京汇脉医疗科技有限公司）	透析导管及透析导管套 Dialysis Catheter and Dialysis Catheter Set

四、标准条款解读

以下对 YY/T 1730—2020《一次性使用血液透析导管》标准条款逐条进行分析。

📖 条款

【要求】

5.1 物理性能

5.1.1 外观及尺寸

5.1.1.1 透析导管各腔应有明显的标识,以便于使用者识别。当用正常或矫正视力在放大 2.5 倍的条件下检查时,透析导管的外表面应清洁无杂质。

5.1.1.2 透析导管的外表面不应有加工缺陷和表面缺陷,末端应圆滑且有一定锥度或经过类似的精加工处理,以减少使用过程中对血管造成的损伤。

5.1.1.3 透析导管的外径及有效长度等尺寸标称值应在产品外包装可见,且实测值应符合生产厂的规定。如导管上有长度标识,那么标识方式应从末端顶部开始指示。从第一个标记开始,各标记间的长度不应大于 5cm。

【试验方法】

6.1.1 外观与尺寸

以目力观察或通用量具进行测量,应符合 5.1.1 的规定。

☞ 条款解读

血液透析导管结构如图 2 所示,各腔应有明显的标识,如图 2 中静脉腔为蓝色、动脉腔为红色、主腔为白色,同时在各腔管路上有指示功能及规格的文字标识,静脉腔 V - 1.7cc、动脉腔 A - 1.6cc、主腔 DISTAL 16GA。导管管身上的黑点是长度标识,两点间的长度不应大于 5cm。

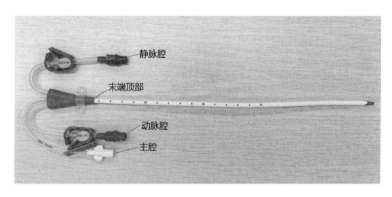

图 2 血液透析导管图例

📖 条款

【要求】

5.1.2 结构密合性

按 6.1.2 试验时,透析导管应无泄漏现象。对于水合性导管,水合前和水合后都应满足要求。

【试验方法】

6.1.2 结构密合性

6.1.2.1 正压试验

用 37 ℃ ±1 ℃ 的水注满器件，封闭所有端口。施加 300kPa 压力并至少保持 10min，目视检察器件，应符合 5.1.2 的规定。

6.1.2.2 负压试验

用 37 ℃ ±1 ℃ 的除气泡水注满器件，封闭所有端口。施加 93.3kPa 负压，若在高海拔地区则施加可获得的最高负压值，并至少保持 10min，目视检察器件，应符合 5.1.2 的规定。

☞条款解读

注意进行结构密合性试验时需要先将导管注满水，并封闭所有端口，包括导管管身上的侧孔（可通过热熔胶等方式将其封闭）。结果判定时，正压试验目视观察导管各端口及接合处是否有水泄漏出，负压试验目视观察导管内部是否有气泡进入。

📖条款

【要求】

5.1.3 连接牢固度

5.1.3.1 对尖端材料较软的导管，或尖端构形与导管轴结构不同且尖部长度不大于 20mm 的导管，尖端部位使用表 1 规定的尖端拉力进行测试。对透析导管其他部位施加表 1 规定的测试拉力时，不应出现断裂或脱落现象。对于水合性导管，水合前和水合后都应满足要求。

表 1　连接牢固度测试

试验段管状部分最小外径/mm	尖端拉力/N	测试拉力/N
≥0.55 ~ <0.75	3	3
≥0.75 ~ <1.15	4	5
≥1.15 ~ <1.85	4	10
≥1.85	4	15

5.1.3.2 套环（若有）应能承受 10N 的轴向拉力，持续 15s 不松动。

【试验方法】

6.1.3 连接牢固度

6.1.3.1 选定导管试验段，使各管状部分、导管座或连接器与管路之间的各个连接点及各管状部分之间的连接点都被测试到。对各试验段施加标准所规定的拉伸力，保持15s，应符合 5.1.3.1 的规定。

6.1.3.2 按 YY 0030—2004 中附录 A 试验方法进行，应符合 5.1.3.2 的规定。

☞条款解读

连接牢固度试验需要注意导管中包括导管座和连接器等所有连接点都必须被测试到，所有连接点均应达到标准要求。透析导管的尖端部位如图3所示，当被测导管的尖端材料较软，或者尖端与导管轴结构不同，并且长度不大于20mm时，需要对尖端部位单独进行拉力试验。

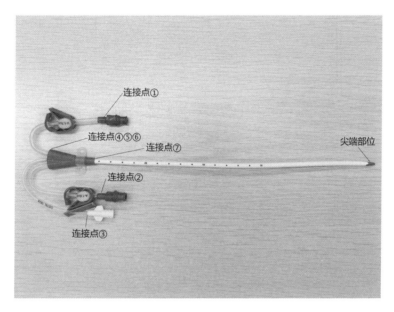

图3　连接牢固度测试图例

📖条款

【要求】

5.1.4 流速

透析导管各腔流速的标称值应在产品外包装可见，实际流速应不低于标称值的90%。对于水合性导管，水合前和水合后都应满足要求。

【试验方法】

6.1.4 流速

按 YY 0285.1—2017 中附录 E 试验方法进行，应符合5.1.4的规定。

☞条款解读

流速的试验方法参照 YY 0285.1—2017 附录 E，首先准备一个可以维持（1 000 ±5）mm高度静压头的恒液位容器，然后通过调整出水口大小，将未连接导管时的出水口流量调节到（525 ±25）mL/min 范围内。将待测导管连接到出水口的鲁尔接头并测量流量大小，每个导管腔测量三次，分别计算算术平均值。

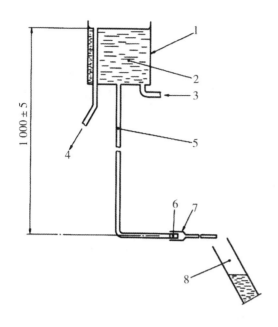

说明:
1——恒液位容器;
2——蒸馏水或去离子水;
3——进水口;
4——溢流管;
5——出水管;
6——6%（鲁尔）外圆锥接头;
7——供试导管;
8——收集/测量容器。

图4　流速测量装置示意图

📖 条款

【要求】

5.1.5 微粒污染

按附录 A 试验时，透析导管污染指数应不超过90。

【试验方法】

6.1.5 微粒污染

按附录 A 方法进行，应符合5.1.5 的规定。

【附录 A】

微粒污染试验方法

A.1 方法

按 GB 8368 规定的方法进行，但洗脱液制备及污染指数计算按 A.2 和 A.3 的规定进行。

A.2 洗脱液制备

取 10 支供用状态的导管，各用30mL 冲洗液均匀冲洗导管内腔（操作过程中应注意避免污染管身外壁），剪下并弃去导管座，将导管的管身部分浸入上述液体中，振荡20s，得300mL 汇集洗脱液，按表 A.1 测试并计算导管中的平均微粒数。

收集 10 等份30mL 共300mL 冲洗液，不加样品同法进行测试，按表 A.1 计算空白对照液的平均微粒数。空白中的微粒数（N_b）应不超过9，否则应拆开试验装置重新清洗，并重新进行背景试验。试验报告中应注明空白微粒数测定值。

表 A.1 微粒污染评价

参数	尺寸分类		
微粒大小/μm	25~50	50~100	>100
10 支导管中平均微粒数	n_{a1}	n_{a2}	n_{a3}
空白对照液中平均微粒数	n_{b1}	n_{b2}	n_{b2}
评价系数	0.1	0.2	5

A.3 污染指数计算

对各尺寸分类的 10 支导管中的平均微粒数分别乘以评价系数，各结果相加即得导管的微粒数 N_a。再对各尺寸分类的空白对照样品中的微粒数分别乘以评价系数，各结果相加即得空白样品中的微粒数 N_b。

导管微粒数：

$$N_a = n_{a1} \times 0.1 + n_{a2} \times 0.2 + n_{a3} \times 5$$

空白微粒数：

$$N_b = n_{b1} \times 0.1 + n_{b2} \times 0.2 + n_{b3} \times 5$$

污染指数：

$$N = N_a - N_b \leq 90$$

☞条款解读

试验方法除洗脱液制备和污染指数计算外，按 GB 8368 规定的方法进行。每支导管先用 30mL 冲洗液冲洗内腔，再剪下导管座浸入冲洗液中，相比起 GB 8368 中每支样品 500mL 冲洗液来说，洗脱液制备方法严格了许多。主要原因在于透析导管与人体中心静脉直接接触，比起输液器来说需要对微粒污染有更严格的要求，以保障患者的生命安全。与此同时，进行微粒污染试验时需要格外注意避免因人手操作对试验液造成污染，导致实验结果偏差大。

📖条款

【要求】

5.1.6 圆锥接头

透析导管的圆锥接头应符合 GB/T 1962.2 的要求。

【试验方法】

6.1.6 圆锥接头

按 GB/T 1962.2 中试验方法进行，应符合 5.1.6 的规定。

☞条款解读

透析导管的圆锥接头位于导管座各腔端口处，属于内圆锥锁定接头，按 GB/T 1962.2 要求检测，尺寸使用圆锥接头量规进行定性检测，判断尺寸是否符合要求，其他项目一般使用圆锥接头专用测试仪进行测试。

📖 条款

【要求】

5.1.7 止流夹

配套的止流夹应能使软管夹紧而闭合。

【试验方法】

6.1.7 止流夹

反复夹闭打开止流夹（无涤纶套导管重复 30 次，带涤纶套导管重复 60 次），将透析导管充满水，关闭止流夹，然后按 6.1.2.1 进行测试，应符合 5.1.7 的规定。

☞ 条款解读

先对止流夹进行反复夹闭打开操作，无涤纶套导管重复 30 次；由于带涤纶套导管临床使用时间比无涤纶套导管更长，因此试验方法要求重复夹闭打开 60 次。然后再按 6.1.2.1 进行正压试验。由于此项测试的是止流夹的夹闭效果，因此不需要将导管端出口全部封闭，导管充满水后关闭止流夹，从圆锥接头端施加试验压力即可。观察导管内液体是否有流动现象，不流动则判定为合格。

📖 条款

【要求】

5.1.8 射线可探测性

透析导管应能被 X 射线探测。

【试验方法】

6.1.8 射线可探测性

按 YY/T 0586 中试验方法进行，应符合 5.1.8 的规定。

注：当采用光密度法时，推荐以 0.10 的光密度差作为最低可接受标准；当采用数字图像分析方法评价时，推荐以 2.0mm 厚度的铝板作为用户规定的标准品。

☞ 条款解读

按照 YY/T 0586 中试验方法，优先使用目视比较进行定性分析，当定性分析无法判断时，再采用光密度法等定量分析法进一步评价。

📖 条款

【要求】

5.2 化学性能

5.2.1 还原物质

检验液与同批空白对照液所消耗的高锰酸钾溶液 $[c(KMnO_4)=0.002mol/L]$ 的体积之差应不超过 2.0mL。

5.2.2 重金属

当用原子吸收分光光度计法（AAS）或相当的方法进行测定时，检验液中钡、铬、铜、铅、锡的总含量应不超过 $1\mu g/mL$，镉的含量应不超过 $0.1\mu g/mL$。

当用比色法进行测定时，检验液呈现的颜色应不超过质量浓度 ρ（Pb^{2+}）＝$1\mu g/mL$ 的标准对照液。

5.2.3 酸碱度

检验液与同批空白对照液对比，pH 之差应不超过 1.5。

5.2.4 蒸发残渣

50mL 检验液的蒸发残渣的总量应不超过 2mg。

5.2.5 紫外吸光度

检验液的吸光度应不大于 0.1。

5.2.6 色泽

检验液应无色透明。

5.2.7 环氧乙烷残留量

如透析导管采用环氧乙烷气体灭菌，其环氧乙烷残留量应不大于 $10\mu g/g$。

【试验方法】

6.2 化学性能

6.2.1 制备检验液

将完整的透析导管切成 1cm 长的段，按样品重量 0.2g 加 1mL 水的比例加入符合 GB/T 6682 的一级水或二级水，37℃±1℃下浸提 72h，将样品与液体分离，冷却至室温作为检验液。

取同体积水，不装样品同法制备空白对照液。

6.2.2 还原物质

按 GB/T 14233.1 中还原物质间接滴定法进行，应符合 5.2.1 的规定。

6.2.3 重金属

原子吸收法：按 GB/T 14233.1 中原子吸收分光光度计法或相当的方法规定进行检验，应符合 5.2.2 的规定。

比色法：按 GB/T 14233.1 中重金属总含量方法一进行检验，应符合 5.2.2 的规定。

6.2.4 酸碱度

按 GB/T 14233.1 中酸度计法进行，应符合 5.2.3 的规定。

6.2.5 蒸发残渣

按 GB/T 14233.1 中蒸发残渣试验方法进行，应符合 5.2.4 的规定。

6.2.6 紫外吸光度

按 GB/T 14233.1 中紫外吸光度试验方法在 250nm～320nm 波长范围内进行，应符合 5.2.5 的规定。

6.2.7 色泽

目力观察，应符合 5.2.6 的规定。

6.2.8 环氧乙烷残留量

按 GB/T 14233.1 中气相色谱法进行，应符合 5.2.7 的规定。

☞条款解读

化学性能检验液制备方法参照 GB/T 14233.1 中表 1 序号 8,使用时间较长(超过24h)的不规则形状产品的检验液制备方法。透析导管属于不规则形状的固体产品,因此选取 0.2g/mL 的比例加水。透析导管在临床使用时内外壁都直接与人体接触,因此为了模拟临床使用条件,浸提时将透析导管剪成1cm 长并采用浸泡的方式,以保证内外壁都能被浸提到。

除检验液制备方法外,化学性能要求及试验方法与其他无源体外循环医疗器械产品一致,在此不再赘述。

📖条款

【要求】

5.3 有效期

应给出有效期,有效期内产品应符合规定要求。

【试验方法】

6.3 有效期

取过期不超过一个月的产品(仲裁法,宜优先采用),或按 YY 0267 的规定进行加速老化,检测 5.1.2、5.4.1、5.4.2,结果应符合 5.3 的规定。

注:带涂层的透析导管建议使用仲裁法进行有效期试验,涂层的评价指南参见附录 B。

☞条款解读

有效期要求对过期不超过一个月或加速老化产品进行结构密合性、无菌、热原检验,加速老化方法参照 YY 0267 规定,详细内容参见 YY 0267 标准解读。对于带有涂层的透析导管,为了避免在加速老化过程中导致涂层变质,建议采用自然过期样品进行有效期检测。

📖条款

【要求】

5.4 生物性能

5.4.1 无菌

透析导管应无菌。

5.4.2 热原

透析导管应无热原反应。

5.4.3 细菌内毒素

细菌内毒素结果应不超过20EU/支。

5.4.4 生物学评价

透析导管中与血液直接或间接接触的部件应进行生物学危害的评价。

注:应根据透析导管的临床接触时间按 GB/T 16886.1 选择生物学评价项目。

【试验方法】

6.4 生物性能

6.4.1 无菌

按《中华人民共和国药典》（2015 年版）四部的相关规定进行，应符合 5.4.1 的规定。

6.4.2 热原

按《中华人民共和国药典》（2015 年版）四部的相关规定进行，应符合 5.4.2 的规定。

6.4.3 细菌内毒素

按《中华人民共和国药典》（2015 年版）四部的相关规定进行，应符合 5.4.3 的规定。

6.4.4 生物学评价

按 GB/T 16886.1 的规定进行生物学评价，应符合 5.4.4 的规定。

☞条款解读

YY/T 1730—2020 中生物性能要求包括无菌、热原、细菌内毒素及生物学评价，属于生物性能常规检测项目，方法参照《中华人民共和国药典》（2015 年版）及 GB/T 16886.1 的规定进行。其中细菌内毒素供试液制备建议采用细菌内毒素检查用水浸泡导管内腔及外壁，在 37℃ ±1℃下恒温浸提不少于 1h。

YY/T 1269—2015 解读

一、基本情况

YY/T 1269—2015《血液透析和相关治疗用水处理设备常规控制要求》包括的产品种类为血液透析和相关治疗用水处理设备（以下简称水处理设备），不适用于单床血液透析和相关治疗用水处理设备。

本标准供水处理设备工艺研究者、制造商、使用单位和对处理水的制备负有责任的组织使用。一般在医院血液透析中心都必须配备水处理设备，以满足血液透析用水使用要求。

这里所指水处理设备包括从市政（含自取）饮用水源进入水处理设备的连接点到设备所生产水的使用点之间所有装置、管路及配件（或配套设备），如电气系统、水净化系统（前处理、反渗透机）、存储与输送系统及消毒系统等。其以反渗透为主要原理，供医疗机构制备多床血液透析和相关治疗用水。常规的市政饮用水中含有各种微生物和化学污染物，不能直接用于血液透析。我国各地方水质差异较大，水质硬度主要与当地地质状况和工业污染有关，水质不好主要表现为水中杂质较多，易结水垢，重金属残留、消毒剂残留。随着工业的发展，水质污染日趋严重，透析用水的质量会影响患者的透析质量与长期预后，因此，血液透析室（中心）必须对水处理设备进行相应保养、维修、消毒、更新、监测等，建立常规控制制度，并进行相应记录，以确保处理水的质量在使用时都是符合相关规定的。

近年来随着生活水平的提高，人们对水质越来越重视，在此背景下水处理设备技术取得很大发展。血液透析和相关治疗用水处理设备管理类别属于Ⅱ类医疗设备，其产生的水主要用于临床透析治疗。由于饮食习惯、生活习惯等方面的因素，我国肾病发病率较高。随着国家将血液净化治疗纳入医保范围，加大对医疗资源建设方面的投入，更多患者能够得到有效治疗，国内大型医院以及越来越多基层医院开始建立血液透析中心，以满足患者日常透析的需要。水处理设备作为日常透析必须配备的医疗设备，其市场需求随之增加，给国内外相关水处理设备生产商带来了更多发展机会。水处理设备国外和国内生产企业情况分别见表1、表2。

表 1 水处理设备进口生产企业情况

序号	生产厂商	生产国	国内代理	注册证数量（个）
1	Gambro Lundia AB	瑞典	百特医疗用品贸易（上海）有限公司	3
2	Fresenius Medical Care AG & Co. KGaA	德国	费森尤斯医疗用品（上海）有限公司	9
3	B. Braun Avitum AG Lauer Membran Wassertechnik GmbH	德国	贝朗医疗（上海）国际贸易有限公司	3
4	MAR COR Purification Inc.	美国	楷腾医疗设备（中国）有限公司	1
5	DWA GmbH & Co. KG	德国	上海和亭商贸有限公司	2
合计				18

注：以上数据截至 2021 年 7 月 27 日。

表 2 水处理设备国内生产企业情况

序号	生产单位	所在地	注册证数量（个）
1	广州市暨华医疗器械有限公司	广东	2
2	广州云宇圣医疗科技有限公司	广东	1
3	广州市谊利科技有限公司	广东	1
4	北京仁和惠康科技有限公司	北京	2
5	北京迈凌医疗技术发展有限公司	北京	1
6	北京图南医疗设备有限公司	北京	1
7	北京康德威医疗设备有限公司	北京	2
8	开能康德威健康科技（北京）有限责任公司	北京	1
9	大连康仑医疗设备有限公司	辽宁	3
10	辽宁三生科技发展有限公司	辽宁	1
11	廊坊市捷然医疗器械有限公司	河北	1
12	秦皇岛迈凌医疗设备有限公司	河北	1
13	淄博瀚泓环保科技有限公司	山东	1
14	山东康辉水处理设备有限公司	山东	1
15	山东威高宏瑞医学科技有限公司	山东	1
16	潍坊中洋水处理工程有限公司	山东	1
17	湖南科尔顿水务有限公司	湖南	1

（续上表）

序号	生产单位	所在地	注册证数量（个）
18	郑州南格尔电子科技有限公司	河南	1
19	武汉启诚生物技术有限公司	湖北	1
20	重庆摩尔水处理设备有限公司	重庆	1
21	四川通力达医疗水处理设备有限公司	四川	1
22	杭州莱特水处理设备有限公司	浙江	1
23	湖州永汇水处理工程有限公司	浙江	1
24	杭州万洁水处理设备有限公司	浙江	1
25	杭州之江水处理设备有限公司	浙江	1
合计			30

注：以上数据截至 2021 年 7 月 27 日。

二、标准编制说明

本标准规定了水处理设备的术语和定义、要求和试验方法，主要针对多床等用水量较大、需要长期连续使用的医疗机构，并通过制度建立、人员管理、设备维护、消毒控制、水质监测、过程记录等方法确保处理水的质量满足相关要求。本标准不适用于单床血液透析和相关治疗用水处理设备的日常使用、维护和监测。

本标准的编制是为水处理设备制定常规的控制要求和试验方法，规范水处理设备的使用、维护和监测过程，以确保处理水的质量在使用时符合相关规定，供水处理设备工艺研究者、制造商、使用单位和对处理水的制备负有责任的组织使用，最终确保血液透析和相关治疗用水在制备过程中得到有效控制，保证血液透析患者用水安全，达到预期治疗效果。

三、主要试验（或验证）

广东省医疗器械质量监督检验所分别对中山大学附属第一医院血液净化中心使用的德国劳氏有限公司生产的双极反渗透水系统，以及广州市珠江医院使用的北京联合捷然生物科技有限公司生产的反渗透水处理系统进行了标准验证。重庆山外山科技有限公司对武汉启诚生物技术有限公司生产的 ME4 血液透析用水处理设备进行了标准验证。主要针对水处理设备在使用过程中是否满足标准对水处理设备监测、水质监测、净化系统监测、存储和输送系统监测、消毒系统监测要求，以及水处理设备安装使用环境、人员管理和培训要求。主要通过查阅水处理设备随机文件、使用单位记录文件等予以验证。

从标准验证结果来看，本标准的要求和验证方法具有可操作性和可行性。

四、国内外标准对比情况

本标准部分内容参考了 ANSI／AAMI RD 52：2004／A1：2007 & A2：2007《血液透析用

透析液》（英文版）及其修改件 1 附录 C：2007 和修改件 2 附录 D：2007。该标准主要针对制水过程中设备使用和水质监控，在起草过程中总结了国内医院在血液透析用水质量监测方面的经验，如透析用水水质检测的采样时机和频率、透析用水水质异常的处理等。因此，该标准相比国外同类标准更符合国内医院使用实际情况。

五、与有关现行法律法规和其他相关标准的协调性

本标准与有关现行法律法规和其他相关标准协调性好，无相互冲突的现象。

六、标准实施过程中遇到的常见问题及对策

问题 1：企业在进行透析用水微生物和化学污染物检测时有什么注意事项？

对策：对透析用水的检测，取样方法和水样保存条件会直接影响检测结果，企业应严格参照标准附录 A 的取样方法和保存条件，按照国家行业标准《血液透析及相关治疗用水》（YY 0572—2015）中的试验方法进行试验。

问题 2：企业如何使用在线仪表进行总氯、硬度的监控？

对策：在线仪表具有实时监控的优势，但是其需要根据制造商的规定对仪表本身进行定期的校验和维护，以保证仪表测量值真实可靠。

问题 3：活性炭罐出水的总氯含量 > 0.1mg/L 时应立即停止该水处理设备供水，查找并处理相关原因。其常见原因及处理方法如何？

原因及对策：

（1）反向冲洗周期过长：需要调整反向冲洗周期。

（2）用水量增加，活性炭充填量不足：补充活性炭。

（3）控制头故障或设定错误：检查控制头设定是否正常，观察控制头动作状态，维修或更换控制头。

（4）控制头或中心管密封泄漏：检查并更换密封件。

（5）活性炭被包裹或丢失：加强反向冲洗，更换或补充活性炭。

问题 4：树脂罐（软水器）出水硬度超标的原因和处理方法有哪些？

原因及对策：

（1）再生周期过长或再生水流量过大：需要根据设备软水控制器控制方式，调整再生周期或再生制水量。

（2）盐水未饱和，吸盐水量不足：应保证盐桶中有足够的饱和盐水，检查吸盐管路，进行手动再生。

（3）控制头故障，再生未正常进行：检查控制头设定是否正常，观察控制头动作状态，维修或更换控制头。

（4）控制头或中心管密封泄漏：检查更换密封件。

（5）树脂罐产生偏流，树脂丢失：加强再生反向冲洗，更换或补充树脂。

问题 5：透析用水生物污染物超标的原因和处理方法有哪些？

原因及对策：

（1）未进行有效消毒：检测透析用水细菌数 > 50CFU/mL，或内毒素 > 0.125EU/mL 时，应进行水处理系统完整消毒。

（2）反渗透膜密封件泄漏：检查更换密封件。

（3）反渗透膜破损：更换反渗透膜。

问题 6：反渗透组件产水量下降的原因和处理方法有哪些？

原因及对策：

（1）系统运行压力降低原因包括进水压力流量太低、前级加压泵故障、预处理组件内水阻增大、保安过滤器阻塞、高压泵效率降低、循环量或排放量过大等，找出原因并作相应处理。一般复合膜的运行压力在 1 ~ 1.5MPa，低压膜的运行压力在 1.05MPa。

（2）进水电导增加使渗透压增加，驱动力减少。原因包括进水电导增高、回收率过高等。

（3）发生反渗透膜组件的压密，需要更换反渗透膜。

（4）反渗透膜表面被污染，需要清洗、消毒反渗透膜。

（5）进水温度过低，常发生在冬季，水温降到5℃以下时尤为明显。

问题 7：反渗透组件产水水质下降的原因和处理方法有哪些？

原因及对策：

水质下降主要表现为电导率升高，水中含盐量增加，系统脱盐率下降。

（1）反渗透膜被氧化：氯、臭氧或其他氧化剂对反渗透膜有一定的氧化损害，消毒时使用氧化剂浓度、时间等超过规定标准时，反渗透膜有可能被氧化，严重时需换膜。

（2）机械损伤：反渗透膜或连接件的机械损坏会造成给水或浓水渗入产品水中，系统脱盐率下降，产品水流量升高。常见的机械损伤包括：密封圈泄漏；膜表面磨损。发生机械损伤时应找出原因，作相应处理。

七、标准适用范围及其条款解读

本标准适用于血液透析及相关治疗用水处理设备（以下简称水处理设备）的常规控制要求和试验方法。本标准中关于微生物指标和化学污染物指标应符合 YY 0572《血液透析及相关治疗用水》标准的要求，对水处理设备的性能指标要求应符合 YY 0793.1《血液透析和相关治疗用水处理设备技术要求　第1部分：用于多床透析》标准的要求。

本标准不适用于单床血液透析和相关治疗用水处理设备的日常使用、维护和监测。下面对标准条款进行解读。

（一）范围

本标准规定了血液透析和水处理设备的常规控制要求，包括标准适用的术语和定义、要求和试验方法。目的是规范血液透析和相关治疗用水的制备，以及水处理设备的使用、维护和监测过程，以确保处理水的质量在使用时都是符合相关规定的。重点在于使用环节，从人（人员管理）、机（设备维护）、料（软化、消毒等相关耗材）、法（监测规范）、环（设备安装使用环境）五个方面进行过程控制，以达到保证产水质量的目的。

（二）概述

为了确保血液透析和相关治疗用水在制备过程中得到有效控制，制定本要求以满足日常监测和质量控制的需要。本标准的部分监测对象和要求已被《血液净化标准操作规程（2020 版）》引用至"（二）透析用水处理设备的常规维护内容"章节，与临床实践保持同步。日常使用过程中对水处理设备的所有监测结果都应记录并保存，并通过查阅使用单位的水处理设备的随机文件、规范性文件和记录文件予以验证。

（三）处理水水质要求

处理水水质主要指标包括微生物指标和化学污染物指标。水处理设备安装完成后，其处理水的菌落数和细菌内毒素、化学污染物指标应符合 YY 0572—2015 的要求。此项要求也与《血液净化标准操作规程（2020 版）》的要求一致，有关细菌总数、内毒素含量、化学污染物标准的要求请查阅 YY 0572—2015 的相关要求。

在水处理设备投产前和使用过程中，微生物和化学污染物指标的检测不仅要满足相关要求，而且要按照规定的检测频次持续进行监控，所以检测结果应记录和保存好，并对结果进行趋势分析。针对监测中出现的异常问题和趋势采取降低指标含量、增加监测频次等措施，以确保水质满足相关要求。

主要通过查阅使用单位的水处理设备的随机文件、规范性文件和记录文件予以验证。

（四）水处理设备要求

1. 概述

水处理设备的滤砂、活性炭、树脂、反渗膜等需按照制造商的规定或根据水质检测结果进行更换。更换的频率和维护可以参考本标准要求，本标准的此项要求已被《血液净化标准操作规程（2020 版）》引用至"（二）透析用水处理设备的常规维护内容"章节。

水处理设备主要包括净化系统、存储输送系统、消毒系统。对水处理设备运行情况的监测要求可以由设备的制造商做出规定，也可以参考标准表 1 水处理设备的监测规范。监测规范应明确监测对象、监测项目、时间周期和监测指标，并要求记录。针对具体的设备组成部件，标准给出了有针对性的监测方式、频次等要求，具有很强的操作性。

2. 净化系统

（1）罐式过滤器。

罐式过滤器主要用于透析的水处理系统，主要去除大的颗粒物质和杂质，在原水进入多介质之前进行粗滤。罐式过滤器是常用的一种粗滤方式，罐中可以放置一只或者多只滤芯。每天监测并记录过滤器入口和出口的压降。

（2）滤芯式过滤器。

滤芯式过滤器主要去除大的颗粒物质和杂质，在原水进入多介质之前进行粗滤。根据设备的进水需求由一只或者多只滤芯并联组成，更换的频率和维护可以参考本标准要求或者厂家的具体要求。每天监测过滤器入口和出口的压降并记录。

（3）软化器。

软化器即钠离子交换器，由盛装树脂的容器、树脂、阀或调解器以及控制系统组成。

软化器广泛应用于水处理过程中，主要用于水处理中降低硬度，杜绝浓水侧结垢而导致堵塞膜。一般进水条件硬度小于 700mg/L，出水硬度可达到 3mg/L 以下。

软化器的监测宜在每天治疗结束时进行，包括监测出水的硬度、盐水箱盐溶液的饱和度和确认有足够的盐溶液以保证软化器的正常运行，检查再生时钟是否与设定时间相符合，确保其符合标准 4.1 的要求。

（4）炭吸附罐。

市政供水中加入氯（Cl_2）和氨（NH_3）作为自来水的消毒剂，氯和水发生反应生成 HOCl，具有杀灭细菌的效果。氨与 HOCl 反应生成一氯胺（NH_2Cl）、二氯胺（$NHCl_2$）和三氯胺（NCl_3），氯胺的消毒也是依靠 HOCl，氯胺不与其他有机物结合，成为饮用水主要消毒剂。氯胺对血液透析有以下影响：

①氧化血红蛋白成高铁血红蛋白；

②抑制抗氧化途径；

③引发溶血，溶血性贫血；

④引发胸痛，心律失常、气促、恶心、呕吐；

⑤破坏反渗膜；

⑥进入除离子（DI）装置中可能会产生亚硝胺。

炭过滤主要用来除去有机物和残余氯。炭过滤参数的选择应考虑进水水质、处理要求和炭的种类。一般情况下，宜选用优质果核类的炭，以确保机械强度好，吸附速度快，吸附容量大。炭脱氯并不是单纯的物理吸附作用，而是在其表面发生催化作用，促使游离氯通过活性炭滤层时，很快水解并分解出原子氯。利用活性炭过滤清除氯时，可能会繁殖细菌，从而污染膜，由此，需要定期处理活性炭。

炭吸附的效果监测可通过测量游离氯和/或测量流出一系列紧密相连的炭吸附罐里首个炭吸附罐水的氯胺浓度。游离氯、氯胺、总氯含量可以通过基于制造商推荐的试剂或者试纸来测量，也可通过在线监测装置测量氯胺的浓度，并记录保存。

（5）反渗透装置。

反渗装置（也称为 RO 装置）是水处理系统的核心部分。其核心部件反渗透膜是一种模拟生物半透膜制成的具有一定特性的人工半透膜，是反渗透技术的核心构件。反渗透技术原理是在高于溶液渗透压的作用下，其他物质不能通过半透膜，而将这些物质和水分离开来。反渗透膜的膜孔径非常小，因此能够有效地去除水中的溶解盐类、胶体、微生物、有机物等。系统具有水质好、耗能低、无污染、工艺简单、操作简便等优点。高压泵、反渗透膜、控制电路等各种零件组成一个完整反渗透装置。其需要定期的维护、保养和消毒，确保纯水的品质，具体可以参考本标准或者厂家的具体要求。

宜使用持续记录的并连接声光报警装置的监控器每天监控处理水的电导率。应每天观察设备允许范围里各种内压力，确保设备是在制造商规定的范围内工作，以利于维护反渗透膜的性能。

3. 存储与输送系统

（1）纯水箱（若有）。

水处理类型分为直供和非直供水处理，如加了纯水箱属于非供水处理，原水经过反渗透之后进入一个大的水箱，暂时存储起来，经过加压泵的再次增压后注入输送系统。其优点是能够稳定控制输送系统中的压力和流量，反渗透设备产水不足、输送系统压力不容易控制的设备可以使用。缺点是在整个水处理系统中增加了一个媒介，且容易滋生细菌。纯水箱的选择和消毒频率的控制要适当，确保最大程度地降低细菌的滋生概率。更换的频率和维护可以参考本标准要求或者厂家的具体要求。

（2）紫外线消毒装置（若有）。

本装置一般置于反渗透水之后，在输送系统中或者纯水箱内加入紫外线消毒装置。如采用纯水箱的话，采用紫外线对纯水箱进行消毒，抑制细菌的滋生。如加装输送系统，需要控制和核查其紫外线的功率及其杀菌的有效性。更换的频率和维护可以参考本标准要求或者厂家的具体要求。

（3）内毒素过滤器（若有）。

本装置对反渗透水进一步过滤，其过滤器的孔径较小，能去除内毒素。一般而言，本装置处于输送系统前端，反渗透水在经内毒素过滤器后再进入输送系统，需要定期更换和监控输送系统的压力。对于追求高品质的供水中心，一般在血透机入水端也会加装一个内毒素过滤器。更换的频率和维护可以参考本标准要求或者厂家的具体要求。

4. 消毒系统

（1）概述。

在微生物监测不合格的情况下，立即进行消毒。对水处理设备进行消毒，可以预防反渗透膜、管路内的微生物和细菌的增长，保证透析用水达到 YY 0572 的要求。日常应根据制造商的规定对纯水箱、管路及膜系统进行消毒。消毒应根据制造商规定的方式进行，本标准提供了化学消毒、臭氧消毒、热消毒日常监测和维护要求。

（2）化学消毒装置（若有）。

本装置主要用于辅助反渗透装置和输送系统进行化学消毒，提高消毒的选择性、精准性和有效性，更好抑制细菌和内毒素的滋生。应监测化学消毒装置达到消毒效果的最小浓度、接触时间，每次消毒后应测定消毒剂的残留浓度。消毒完成但未经消毒剂残留量检验合格的，严禁将处理水用于透析。

（3）臭氧消毒装置（若有）。

在使用臭氧消毒装置的时候，必须对其所在区域的环境空气臭氧浓度进行监测。监测的频率应确保该区域内人员的健康及安全，并且与装置的使用频率相对应。应监测臭氧消毒装置有效消毒所需的臭氧浓度、维持时间及安全浓度。

（4）热消毒装置（若有）。

目前热消毒装置分为热水箱式和在线式，其功率和加温的方式不同。

热水箱是提前将纯水加热到设定的温度，在合适的时间内将热水注入反渗透装置和输送系统中，边加热边循环使整个回水末端的温度不低于80℃，可以实现每天甚至更高频率的热消毒。

在线式的热消毒装置采用大功率加热器，纯水经过加温器时，温度能够在短时间内急剧增高，从而达到所需的温度。

热水箱式和在线式热消毒装置都需要密切监控其温度的变化和有效性，且保证病人治疗的安全性。

应监测热消毒装置进行有效消毒时热水的温度和消毒时间，符合 YY 0793.1 的要求。消毒系统的启动应激活显示系统，显示消毒正在进行。操作控制器宜被放置在尽量减少意外复位的位置，记录和保存所有监测结果。

水处理设备还应具有专门排放程序，每次循环后的消毒热水要定时排放掉，并用反渗水冲洗管路。此外，热消毒系统与纯水供应系统应完全分离。

（五）环境要求

为了确保水处理设备长期安全有效运行，应对设备的安装使用环境做出规定。水处理设备应安装在相对隔离的安全、清洁区域，授权人员或者参加培训过的人员方可进入。

处理间面积应为水处理装置占地面积的 1.5 倍以上。地面承重应符合设备要求；地面应进行防水处理并设置地漏。水处理间应维持合适的室温，并有良好的隔音和通风条件。水处理设备应避免日光直射，放置处应有排水槽。水处理机的自来水供给量应满足要求，入口处安装压力表，压力应符合设备要求，供水的压力和流量满足设备需求，避免供水不足造成设备报警。

水处理设备安装布局应考虑可操作性，以及接水电等方面的要求。水处理设备现场应设置一个确认系统组成、阀门、样本端口、水流方向的示意图。使用文字标签如"反渗透处理水"，以及有颜色标志的"箭头"标识管道系统，以利于识别管道内的物质以及水流的方向。现场应至少备足 3 天用量的软化盐。准备良好的维修工具和检测工具，现场应对水处理设备每天的使用情况进行记录。

（六）人员要求

水处理设备作为专业的医疗设备，使用单位应配备专业的设备管理人员。设备管理人员应经过专业技术培训，考核合格后方可对其进行设备使用授权，以确保能够胜任日常监测、规范操作等方面的工作。

一般情况下，血液透析室必须配备至少 1 名工程师/技师，根据工作量适当增加工程师/技师数量。工程师/技师应熟悉血液透析工作或有培训经历，考核合格后上岗；应具备机械和电子学知识及一定的医疗知识，熟悉水处理设备的性能、结构、工作原理和维修技术，负责日常维护和质量控制，保证设备正常运转；负责监测透析用水的质量，确保其符合相关质量要求；负责所有设备运行情况的登记。

后　记

　　《医用体外循环设备标准解读Ⅱ》下册在编委会的努力下终于完成了，对于经历了该书两册全部编辑工作的我来说，心中的一块石头终于落了地，特别是对参与下册编写工作的全体人员来说，总算有了一个比较好的结果。

　　《医用体外循环设备标准解读》上册的出版对我所体外循环重点实验室的申报和建立起到了重要的作用，下册的出版详细解读了"血液透析及相关治疗"领域的系列标准，使全国医用体外循环设备标准化技术委员会（以下简称"技委会"）的四个领域标准均得到完整解读，补齐了技委会标准体系的缺项。《医用体外循环设备标准解读》对于技委会，可以说是开了在标准解读专著方面的先河。参与此书编写的作者均是技委会归口国家标准、行业标准的起草人或参与者，对各自起草或参与的标准有深入的研究与探索，相关指标的确认与试验方法的完善都是经过一系列的研究与实践，相信该书的内容能给相关标准使用者带来一定的启示。

　　刚刚完成下册书稿的提交，技委会 2022 年度的行业标准立项会马上就要举行了。新一年的标准化工作还要继续进行，标准制定修订就是一个循环往复的过程。一个标准从立项、起草、制定、验证、讨论、审定，到报批、审核、发布、实施，再到评价、复审、修订，形成了一个闭环过程，标准内容和要求也会不断得到提升，促进与之对应的医疗器械产品及领域的技术更新、质量提高、管理提升，对行业发展起到了重要的作用。古人云"苟日新，日日新，又日新"，标准更新也要与时俱进。现在看《医用体外循环设备标准解读》上册，多份标准已经发布实施了新版本，同时还有多份标准已经完成了修订并报批，等待新版本的发布实施。完成了该书上下册的编辑，只能说是对现行国家标准、行业标准的解读告一段落，并不意味着相关工作已大功告成，新标准及新版标准的解读工作还应列入工作计划中，技委会将择机开展下一步工作。

　　这本书从构思到成书，经历许多年，经过多次悉心修改，几易其稿。如今《医用体外循环设备标准解读Ⅱ》的刊印，成就了技委会的又一个第一，也成就了各位参与者标准化工作生涯的一个新的里程碑，同时也为我们领域的标准化工作者树立了一个看得见的标杆、一个触摸得着的榜样，它告诉我们，人生路漫漫，成就在脚下。

何晓帆

2021 年 11 月

图书在版编目（CIP）数据

医用体外循环设备标准解读．Ⅱ/何晓帆主编．—广州：暨南大学出版社，2022.9
（医疗器械标准丛书/刘国光主编）
ISBN 978 – 7 – 5668 – 3410 – 2

Ⅰ. ①医… Ⅱ. ①何… Ⅲ. ①体外循环—医疗器械—标准 Ⅳ. ①R654.1 – 65

中国版本图书馆 CIP 数据核字(2022)第 078435 号

医用体外循环设备标准解读 II

YIYONG TIWAI XUNHUAN SHEBEI BIAOZHUN JIEDU Ⅱ

主　编：何晓帆

出 版 人：张晋升
统　　筹：张仲玲
责任编辑：黄　斯
责任校对：苏　洁　黄亦秋
责任印制：周一丹　郑玉婷

出版发行：暨南大学出版社（511443）
电　　话：总编室（8620）37332601
　　　　　营销部（8620）37332680　37332681　37332682　37332683
传　　真：（8620）37332660（办公室）　37332684（营销部）
网　　址：http://www.jnupress.com
排　　版：广州市天河星辰文化发展部照排中心
印　　刷：广州市友盛彩印有限公司
开　　本：787mm×1092mm　1/16
印　　张：10
字　　数：240 千
版　　次：2022 年 9 月第 1 版
印　　次：2022 年 9 月第 1 次
定　　价：38.00 元

（暨大版图书如有印装质量问题，请与出版社总编室联系调换）